Eva Marbach

Schüssler-Salze für die Wechseljahre

Mit sanfter Hilfe durch das Klimakterium

EMV

Die Wechseljahre sind für jede Frau eine wichtige Lebensphase, die auch häufig mit Beschwerden verbunden ist. Mithilfe von Schüsslersalzen kann man diese Wechseljahrsbeschwerden lindern, sodass man den Wandel dieser Zeit unbeschwert durchleben kann.

In diesem Buch erfahren Sie, wie die 27 Schüssler-Salze Ihnen bei der Bewältigung von Wechseljahrsbeschwerden helfen können.

Haftungsausschluss / Disclaimer

Dieses Buch kann nicht den Arzt ersetzen. Suchen Sie bei unklaren oder heftigen Beschwerden unbedingt einen Arzt auf!

Die alternative Heilmethode Schüsslersalze basiert auf Wirkungsmechanismen, die nicht von der klassischen Naturwissenschaft erklärt werden können. Auf diesen Seiten werden teilweise auch Behandlungsmöglichkeiten für schwere Krankheiten beschrieben, die unbedingt eine ärztliche Behandlung als Basis brauchen. Schüsslersalze können bei so schweren Erkrankungen nur ergänzend angewendet werden und auch das nur mit Zustimmung des behandelnden Arztes.

Für Gesundheitstipps und Rezepte auf diesen Seiten übernehmen wir keine Haftung!

Über die Autorin:

Eva Marbach, Jahrgang 1962, ist seit 1989 Heilpraktikerin. Im vorliegenden Buch verbindet sie ihre Freude über die Heilkraft der Schüßlersalze mit ihrem Wissen über die Vorgänge im Körper in den Wechseljahren. Im Internet schreibt und betreut Eva Marbach zahlreiche Webseiten zu Gesundheitsthemen, darunter mehrere Schüßlersalze-Seiten und Seiten über die Wechseljahre.

Eva Marbach

Schüssler-Salze für die Wechseljahre

Mit sanfter Hilfe durch das Klimakterium

Eva Marbach Verlag

Bibliografische Information der Deutschen Nationalbibliothek

Die Deutsche Nationalbibliothek verzeichnet diese Publikation in der Deutschen Nationalbibliografie; detaillierte bibliografische Daten sind im Internet über http://dnb.d-nb.de abrufbar.

Originalausgabe

Eva Marbach Verlag, Breisach

http://eva-marbach.com

Umschlaggestaltung: Eva Marbach

Herstellung: Books on Demand GmbH, Norderstedt

Printed in Germany

ISBN-10: 3-938764-16-3
ISBN-13: 978-3-938764-16-9

Inhaltsverzeichnis

Biochemie für die Wechseljahre

Die Wechseljahre sind eine Phase im Leben einer Frau, die von vielen gefürchtet wird.

Bedeuten die Wechseljahre doch nicht nur das baldige Ende der Fruchtbarkeit. Viele Frauen befürchten auch das Ende ihrer Jugendlichkeit und verschiedene Gesundheitsbeschwerden, wie Hitzewallungen.

Nicht alle Frauen sind von Gesundheitsbeschwerden betroffen und an einigen gehen die Wechseljahre auch optisch nahezu spurlos vorüber.

Doch die meisten leiden unter mehr oder weniger schweren Beschwerden und müssen sich in dieser Lebensphase mit dem Älterwerden auseinander setzen.

Wie die Wechseljahre für eine Frau persönlich verlaufen, ist jedoch nicht nur eine Frage des Schicksals, sondern man kann auch viel dafür tun, dass man gut durch die Wechseljahre kommt und diese Zeit sogar genießen kann.

Zur Linderung der Wechseljahrsbeschwerden wird häufig eine Hormontherapie vom Arzt verordnet. Doch diese Hormon-Ersatz-Therapie ist nicht ohne Nebenwirkungen und Risiken.

Daher suchen viele Frauen nach sanfteren Möglichkeiten, mit ihren Wechseljahrsbeschwerden klar zu kommen.

Die Naturheilkunde bietet mehrere verschiedene Heilmethoden, die gegen Wechseljahrsbeschwerden helfen können.

Die Biochemie nach Dr. Schüßler, meistens Schüssler-Salze genannt, ist für diese Aufgabe hervorragend geeignet.

Mit gerade einmal zwölf Funktionsmitteln ist die Auswahl an verschiedenen Mitteln überschaubar. Auch ein medizinischer Laie kann hier die Übersicht bewahren.

Die Mineralsalze werden in den Schüssler-Salzen homöopathisch potenziert. Sie liegen also in verdünnter Form vor und sind daher ungiftig und frei von Nebenwirkungen. Ihre Wirkung ist entsprechend sanft. Falls man sich hin und wieder in der Wahl des Mittels irrt, wird auch kein Schaden angerichtet. Auch nicht benötigte Schüssler-Salze werden vom Körper problemlos aufgenommen.

Wichtig ist jedoch, dass man weiß bei welchen Beschwerden man sich unbesorgt selbst behandeln kann und wann man einen Arzt aufsuchen sollte.

Das vorliegende Buch gibt Ihnen zu wichtigen Beschwerden, die typisch für die Wechseljahre sind, Hinweise über die Gefährlichkeit und Behandlungsmöglichkeiten. Ergänzt werden die Schüsslersalze-Tipps durch Hausmittel und Heilpflanzen.

Was sind die Wechseljahre?

Die Wechseljahre beginnen bei den meisten Frauen zwischen 40 und 50 Jahren und dauern dann durchschnittlich sieben Jahre an.

In dieser Zeit verwandelt sich der Körper der Frau, sodass er am Ende der Wechseljahre nicht mehr schwanger werden kann.

Die Eierstöcke sind zu Beginn der Wechseljahre von der jahrzehntelangen Eiproduktion ermüdet. Sie hören allmählich auf, Monat für Monat ein Ei zu erzeugen. Die Menstruations-Blutungen werden zunächst unregelmäßig und hören eines Tages vollständig auf.

Außerdem lässt die Produktion der Geschlechtshormone Progesteron und Östrogen nach. Das Nachlassen der Hormonproduktion verläuft jedoch nicht gleichmäßig, sondern sprunghaft mit vielen Auf und Ab-Bewegungen. Manchmal ändert sich der Hormonspiegel innerhalb von Minuten, was dann häufig Hitzewallungen zur Folge hat.

Durch die Hormonschwankungen und das hormonelle Ungleichgewicht kommt es zu den unterschiedlichsten Beschwerden wie beispielsweise Reizbarkeit, Schlafstörungen, Gelenkschmerzen, Kopfschmerzen und trockene Haut. Die Art und Stärke der Beschwerden sind von Frau zu Frau unterschiedlich.

Hormonelle Turbulenzen

Die meisten Auswirkungen der Wechseljahre entstehen durch die Schwankungen der Hormonspiegel. Es gibt nicht nur eine allmähliche Verringerung der Geschlechtshormone über mehrere Jahre hinweg, sondern auch Schwankungen innerhalb eines Monats, eines Tages und sogar auch innerhalb von Stunden oder Minuten.

Diese Schwankungen können sich auf das körperliche und seelische Befinden auswirken, müssen es aber nicht. Schon etwas mehr Bewegung oder andere, scheinbar kleine Änderungen in der Lebensweise, können große Verbesserungen im Befinden bewirken.

Die Eierstöcke stellen im Verlauf mehrerer Jahre ihre Hormonproduktion weitgehend ein. In der Nebenniere und in den Fettzellen werden aber noch bis ans Lebensende kleine Mengen Geschlechtshormone produziert. Je nachdem, wie fließend oder ruckartig der Übergang der Hormonproduktion erfolgt, ist das Befinden weniger oder stärker beeinträchtigt.

Nachfolgend einige kurze Erläuterungen zu den wichtigsten Hormonen, die an den Ereignissen der Wechseljahre beteiligt sind.

Östrogene

Die Östrogene sind die bekanntesten weiblichen Hormone. Bei ihnen handelt es sich um eine ganze Gruppe von Hormonen, die ähnlich, aber nicht genau identisch wirken.

Östrogene sorgen für die weiblichen Formen, z.B. das Brustwachstum und unterstützen die Fruchtbarkeit der Frau.

Die Östrogene werden meistens erst in der zweiten Hälfte der Wechseljahre weniger. Vorher bleiben sie nahezu auf gleichem Niveau. Weil aber der Gegenspieler Progesteron schon sehr früh deutlich weniger wird, gibt es einen relativen Östrogen-Überschuss.

Dieser relative Östrogen-Überschuss wird Östrogen-Dominanz genannt. Dazu muss es keineswegs zu viel Östrogen im Körper geben. Es geht bei der Östrogen-Dominanz nur darum, dass Östrogen im Verhältnis zu Progesteron dominiert. Das kann sogar bei Östrogen-Mangel auftreten, nämlich dann, wenn der Progesteron-Mangel noch größer ist.

Ein großer Teil der Wechseljahrsbeschwerden entsteht also nicht durch den bekannten Östrogen-Mangel, sondern im Gegenteil durch eine Östrogen-Dominanz. (Siehe Seite 103)

Progesteron

Das Hormon Progesteron ist ein wichtiger Gegenspieler des Östrogens, das die Arbeit des Östrogens für die Fruchtbarkeit ergänzt.

Progesteron ist am bekanntesten als Hormon zur Schwangerschaftserhaltung. Doch Progesteron hat auch unabhängig von Schwangerschaften zahlreiche Aufgaben. Das Progesteron wird vom Gelbkörper im Eierstock gebildet. Deshalb wird es auch Gelbkörperhormon genannt.

Ein Teil der Aufgaben des Progesterons besteht darin, die Wirkungen von Östrogenen in Schach zu halten.

Wo Östrogen das Aufquellen der weiblichen Formen fördert, durch Fettpolster und Wassereinlagerungen, hilft Progesteron, das Wasser auszuscheiden und Fett abzubauen.

Progesteron ist zwar kein wundersamer Jungbrunnen, doch es hat einige Eigenschaften eines solchen. Es stärkt unter anderem die Vitalität und sorgt für eine schlanke Figur.

Die Progesteron-Produktion lässt schon zu Beginn der Wechseljahre deutlich nach. Die meisten typischen Wechseljahrsbeschwerden hängen vor allem mit einem niedrigen Progesteron-Spiegel zusammen.

Da die Medizin jedoch stark auf die Östrogene fixiert ist, werden die Probleme des Progesteron-Mangels häufig übersehen. Bei typischen Hormonuntersuchungen zur Feststellung der Wechseljahre wird beispielsweise vollständig auf die Untersuchung des Progesteronspiegels verzichtet. Da wundert es nicht, wenn die Auswirkungen des Progesteronmangels oft vernachlässigt werden.

Luteinisierendes Hormon (LH)

Das luteinisierende Hormon LH fördert die Reifung des Eis und unterstützt den Eisprung und die Entstehung des Gelbkörpers.

LH wird im Vorderlappen der Hypophyse im Gehirn gebildet.

Follikel stimulierendes Hormon (FSH)

Das Follikel stimulierende Hormon (FSH) wird, wie das LH, im Gehirn von der Hypophyse gebildet. Es stimuliert die Reifung der Follikel im Eierstock. Dadurch wird der Eisprung unterstützt.

FSH fördert zudem die Östrogenproduktion im Eierstock.

Die Ausschüttung des FSHs wird unter anderem durch die Höhe des Östrogenspiegels gesteuert. Bei niedrigem Östrogenspiegel, wie er ab der zweiten Hälfte der Wechseljahre vorliegt, wird viel FSH ausgeschüttet.

So kommt es, dass der FSH-Spiegel im Laufe der Wechseljahre immer mehr ansteigt.

Phasen der Wechseljahre

Die Wechseljahre laufen in mehreren Phasen ab.

Prämenopause

Zuerst merkt man es kaum, dass sich die Wechseljahre nähern. Die Stimmung vor der Menstruation wird noch ein klein wenig schlechter als zuvor und die Kopfschmerzen häufen sich ein wenig. Die Zyklen werden etwas kürzer. Eventuell schmerzen die Knie und der Rücken hin und wieder.

Die meisten Frauen bringen diese Phänomene nicht im Geringsten mit den Wechseljahren in Verbindung, zumal sie oft schon ab 35 allmählich beginnen. Die zunächst leichten Beschwerden steigern sich so langsam, dass man kaum merkt, wie es immer stärker wird.

Erst wenn eine Menstruationsblutung ganz ausfällt, oder stark verspätet auftritt, dämmert vielen Frauen, was da geschieht. Auch die ersten Hitzewallungen geben Hinweise darauf, was sich im Körper abspielt.

Bis dahin haben die meisten Frauen das 40. Lebensjahr schon überschritten.

Diese frühe Phase der Wechseljahre nennt man "Prämenopause", "prä" weil diese Phase sich vor den eigentlichen Wechseljahren abspielt.

Wie lange die Prämenopause dauert, ist von Frau zu Frau verschieden. Da ihr Beginn so schleichend ist, kann man ihn oft kaum identifizieren.

In der Prämenopause wird vor allem weniger Progesteron produziert als in den fruchtbaren Jahren.

Außerdem kommt es immer seltener zu Eisprüngen. Die kurzen Menstruationszyklen sind Zyklen ohne Eisprung. Die Fruchtbarkeit der Frau ist in dieser Phase schon erheblich eingeschränkt.

Perimenopause

Die Perimenopause sind die zwei Jahre vor und nach dem Ende der Monatsblutungen. Diese Phase stellt die Wechseljahre im engeren Sinne dar.

In dieser Phase lässt meistens auch die Östrogenproduktion nach.

Die Beschwerden werden meistens stärker und die Menstruationszyklen noch erheblich unregelmäßiger. Oft dauern die Pausen zwischen den Blutungen ein halbes Jahr und mehr. Zwischendrin können sie jedoch auch wieder deutlich öfter kommen. Man kann sich in dieser Phase der Wechseljahre auf keinerlei Rhythmus mehr verlassen.

Neben Hitzewallungen werden Schlafstörungen und Nachtschweiß häufig zu besonders lästigen Beschwerden. Auch die Haut wird immer trockener und juckt häufig.

Menopause

Die Menopause findet mitten in der Perimenopause statt.

Es handelt sich um den Zeitpunkt der letzten Menstruationsblutung.

Wenn diese Blutung stattfindet, weiß die betroffene Frau nicht, dass dies die letzte ist.

Erst ein Jahr später kann man sich sicher sein, dass die Blutung die letzte gewesen ist. Denn wenn ein Jahr seit der letzten Blutung vergangen ist, tritt normalerweise keine mehr auf.

Postmenopause

Die Phase nach der letzten Menstruationsblutung wird als Postmenopause bezeichnet.

Diese Phase dauert etwa zehn Jahre lang an. Sie überlappt die Perimenopause definitionsgemäß um etwa zwei Jahre.

Der Östrogenspiegel sinkt weiter ab und der Progesteronspiegel bleibt weiterhin niedrig oder wird noch geringer.

Die typischen Beschwerden bleiben zunächst weiterhin bestehen. Wenn sich der Hormonspiegel allmählich auf niedrigem Niveau einpendelt, lassen die Beschwerden ganz langsam wieder nach.

Hinzu kommt aber die Osteoporose-Gefahr, wenn man sich nicht genügend bewegt und zu wenig Calcium und Vitamin-D zu sich nimmt.

Typische Beschwerden

Die Beschwerden der Wechseljahre können sehr vielfältig sein.

Es gibt einige sehr typische Beschwerden, wie Hitzewallungen oder Zyklusunregelmäßigkeiten, aber auch jede Menge unbekannterer Beschwerden, die häufig gar nicht mit den Wechseljahren assoziiert werden.

Was sind die Wechseljahre?

Hier eine Liste mit typischen Wechseljahrsbeschwerden:

- Antriebsschwäche
- Arthrose
- Bartwuchs
- Belastungs-Inkontinenz
- Bindegewebsschwäche
- Cellulite
- Depressionen
- Eierstockzysten
- Eisenmangel
- Falten
- Gallenbeschwerden
- Gebärmuttersenkung
- Gedächtnisschwäche
- Gelenkschmerzen
- Geschwollene Füße
- Haarausfall
- Hautalterung
- Herzklopfen
- Hexenschuss
- Hitzewallungen
- Juckreiz
- Kopfschmerzen
- Krampfadern
- Libido-Schwäche
- Menstruationsbeschwerden
- Migräne
- Muskelschmerzen
- Nachtschweiß
- Ödeme
- Orangenhaut
- Osteoporose
- Reizbarkeit
- Rückenschmerzen
- Schlaflosigkeit
- Schweißausbrüche
- Schwindelgefühl

- Stimmungsschwankungen
- Trockene Haut und Schleimhäute
- Unruhe
- Übergewicht
- Zyklusschwankungen

Natürlich leidet nicht jede Frau unter all diesen Beschwerden. Die meisten Frauen erleben nur einen Teil der typischen Wechseljahrsbeschwerden.

Besonders häufig sind:

- Hitzewallungen
- Reizbarkeit
- Schlafstörungen

Die einzelnen Beschwerden werden weiter hinten in diesem Buch einzeln beschrieben und Abhilfe dagegen vorgestellt (ab Seite 76).

Ob Beschwerden auftreten oder nicht, ist häufig nur eine Frage von feinen Justierungen im Körper. Dass Bewegung viele Beschwerden lindert, wurde weiter vorne schon erwähnt.

Auch ausreichend Wasser trinken, eine gemüsereiche Ernährung und zahlreiche Heilpflanzen können Wechseljahrsbeschwerden lindern.

Da die Beschwerden eng damit zusammenhängen, ob der gesamte Organismus ausgewogen ernährt wird und alles hat, was er braucht, können auch die Schüssler-Salze sehr gut gegen Wechseljahrsbeschwerden helfen. Die Schusslersalze können dafür sorgen, dass der Körper gut mit den lebenswichtigen Mineralstoffen versorgt. Dadurch werden auch die Beschwerden geringer.

Was sind Schüssler-Salze?

Die Schusslersalze sind homöopathisch aufbereitete Mineralsalze, die im 19. Jahrhundert von dem Arzt Dr. Wilhelm Heinrich Schüßler entwickelt wurden.

Dr. Schüßler wählte für seine Behandlungsmethode Mineralsalze aus, die im menschlichen Körper vorhanden sind und für das Leben benötigt werden. Sein Heilungsansatz orientiert sich also an naturwissenschaftlichen Erkenntnissen der damaligen Zeit.

Wegen der chemischen Salze, die im biologischen Körper vorliegen, nannte Dr. Schüßler seine neue Heilmethode "Biochemie".

Die Grundidee hinter der Behandlung mit Schüsslersalzen ist die Vorstellung, dass Krankheiten entstehen, wenn in den Körperzellen ein Mangel an bestimmten Mineralsalzen herrscht.

Damit der Körper die benötigten Mineralsalze besonders gut aufnehmen kann, werden sie homöopathisch potenziert. Das bedeutet, dass sie stufenweise sehr stark verdünnt werden. So können sie schon durch die Mundschleimhaut in den Blutkreislauf gelangen und müssen nicht erst durch den gesamten Verdauungsweg wandern.

Die Anwendung der Schüsslersalze ist bequem und angenehm, denn man muss die leicht süßlichen Tabletten einfach nur lutschen.

Durch all diese Vorzüge erfreuen sich die Schüsslersalze vor allem in den letzten Jahren einer beispiellosen Erfolgsgeschichte.

Funktionsmittel

Die zwölf Funktionsmittel stellen die Basis der biochemischen Behandlung dar. Sie wurden von Dr. Schüßler entwickelt.

Die 12 Funktionsmittel		**Wirkt vor allem auf:**
Nr. 1.	Calcium Fluoratum	Bindegewebe, Haut, Gelenke
Nr. 2.	Calcium Phosphoricum	Knochen und Zähne
Nr. 3.	Ferrum Phosphoricum	Immunsystem
Nr. 4.	Kalium Chloratum	Schleimhäute
Nr. 5.	Kalium Phosphoricum	Nerven
Nr. 6.	Kalium Sulfuricum	Stoffwechsel
Nr. 7.	Magnesium Phosphoricum	Muskeln
Nr. 8.	Natrium Chloratum	Flüssigkeitshaushalt
Nr. 9.	Natrium Phosphoricum	Stoffwechsel
Nr. 10.	Natrium Sulfuricum	Entschlackung
Nr. 11.	Silicea	Bindegewebe, Haut, Haare
Nr. 12.	Calcium Sulfuricum	Gelenke, Eiter

Ergänzungsmittel

Von den Anhängern der biochemischen Behandlung mit Schüssler-Salzen wurden im Laufe der Zeit weitere Mineralsalze entdeckt, die als sogenannte Ergänzungsmittel erhältlich sind.

Diese Ergänzungsmittel werden so angewendet wie die Funktionsmittel, aber für jeweils andere Einsatzgebiete.

Inzwischen sind 15 Ergänzungsmittel zusammengekommen, von denen zwölf schon recht bekannt sind.

Die 15 Ergänzungsmittel		**Wirkt vor allem auf:**
Nr. 13	Kalium Arsenicosum	Haut, Lebenskraft
Nr. 14	Kalium Bromatum	Nervensystem, Haut
Nr. 15	Kalium Jodatum	Schilddrüse
Nr. 16	Lithium Chloratum	Rheumatische Erkrankungen, Nerven
Nr. 17	Manganum Sulfuricum	Eisenhaushalt
Nr. 18	Calcium Sulfuratum	Lebenskraft, Körpergewicht
Nr. 19	Cuprum Arsenicosum	Verdauungssystem, Nieren
Nr. 20	Kalium-Aluminium Sulfuricum	Verdauung, Nervensystem
Nr. 21	Zincum Chloratum	Stoffwechsel, Gebärmutter, Nerven
Nr. 22	Calcium Carbonicum	Lebenskraft, Anti Aging
Nr. 23	Natrium Bicarbonicum	Entschlackung, Übersäuerung
Nr. 24	Arsenum Jodatum	Haut, Allergien
Nr. 25	Aurum Chloratum Natronatum	Tagesrhythmus, Weibliche Fortpflanzungsorgane
Nr. 26	Selenium	Leber, Blutgefäße
Nr. 27	Kalium Bichromicum	Blut, Zuckerstoffwechsel

Darreichungsformen der Schüssler-Salze

Tabletten / Pastillen

Die häufigste Darreichungsform der Schüssler-Salze sind Tabletten (Pastillen), deren Grundlage aus Milchzucker (Lactose) besteht.

Außer dem Milchzucker ist in den Tabletten das potenzierte Mineralsalz enthalten.

Als Hilfsstoffe findet man meistens noch Bindemittel wie Weizenstärke oder Kartoffelstärke und Schmierstoffe wie Magnesiumstearat oder Calciumbehenat.

Potenzen

Die Tabletten und andere Zubereitungsformen der Schüsslersalze werden in folgenden homöopathischen Potenzen angeboten:

- D3, D6, D12

Bei der homöopathischen Potenzierung werden die Ausgangssubstanzen (Mineralsalze) durch ausgiebige Verreibung stufenweise verdünnt. Bei jeder Verdünnungsstufe wird das jeweilige Mittel mit zehn Teilen Verdünnungsmittel (z.B. Milchzucker) verrieben. Da sich sowohl die Homöopathie als auch die Biochemie nach Dr. Schüßler von dieser Verdünnung eine Wirkungssteigerung verspricht, wenn auch aus unterschiedlichen Gründen, spricht man von "Potenzierung".

Die Bezeichnung der Potenz, z.B. D6, bedeutet, dass eine Verdünnung in sechs Zehnerstufen erfolgt ist.

Das Verhältnis zwischen Ausgangssubstanz und Verdünnungsmittel beträgt 1:1.000.000. Auf 1 Gramm Ausgangssubstanz kommt also 1 Tonne Verdünnungsmittel (z.B. Milchzucker).

Regelpotenzen

Die häufigste Potenz der Schüssler-Salze ist D6.

Eine Ausnahme stellen folgende Salze dar, die meistens in D12 angewandt werden:

- Nr. 1, 3, 11
- Alle Ergänzungsmittel (Nr. 13 - 27)

Viele Hersteller bieten die Schüsslersalze-Tabletten ausschließlich in diesen häufigsten Potenzen, den sogenannten Regelpotenzen, an. Nur bei manchen Herstellern gibt es auch andere Potenzen.

Hinweis für Diabetiker

Da die Tabletten der Schüssler-Salze Lactose enthalten, müssen Diabetiker sie bei ihrer Berechnung der Broteinheiten berücksichtigen.

50 Tabletten entsprechen 1 Broteinheit

Pulver

Manche Hersteller bieten die Schüsslersalze als Pulver an.

Pulver ist sinnvoll, wenn man die Mittel als Heißgetränk oder Kaltgetränk in Wasser auflösen will. Auch für die Anwendung als Umschlag oder Bad ist Schüssler-Pulver sinnvoll, weil man sich das Zerkleinern spart.

Globuli

Für Menschen, die keinen Milchzucker vertragen, gibt es die Schüssler-Salze auch als Globuli. Globuli sind kleine Kügelchen, die aus Zucker bestehen und mit dem Schüsslersalze-Mittel überzogen sind.

Von den Globuli nimmt man je 5 Globuli für jede Tablette, die in Anwendungsanleitungen angegeben wird.

Schüssler-Globuli werden nur von einigen Herstellern angeboten. Falls man in einer Apotheke keine speziellen Schüsslersalze-Globuli erhält, kann man nach den Globuli als homöopathische Mittel fragen. Dazu muss man den Namen und die gewünschte Potenz angeben.

Tropfen

Wer die Schüsslersalze weder als Tabletten noch als Globuli einnehmen will, kann sie als Tropfen anwenden.

Von den Tropfen nimmt man je 5 Tropfen für jede Tablette, die in Anwendungsanleitungen angegeben wird.

Normalerweise erhält man die Schüsslersalze nicht direkt als Tropfen. Beim Einkauf in der Apotheke man nach den Tropfen als homöopathische Mittel fragen. Dazu muss man den Namen und die gewünschte Potenz angeben.

Nasenspray

Schüsslersalze gibt es auch als Nasenspray zur Anwendung für die Nasenschleimhäute, Nebenhöhlen und Atemwege.

Schüssler-Nasenspray besteht aus isotonischer Kochsalzlösung und geeigneten Schüsslersalzen.

Schüssler-Salben und Cremes

Die Schüssler-Salze kann man auch als Salben, Cremes oder Gels anwenden.

Von allen Funktionsmitteln der Schüssler-Salze werden Salbenzubereitungen angeboten, meistens in der Potenz D4. Manche Hersteller bieten die Salben nur von den Salzen 1 bis 11 an, nicht von der Nummer 12 (Calcium Sulfuricum). Einige Hersteller bieten nicht nur Salben, sondern auch wasserhaltige Cremes oder Gels an.

Die Ergänzungsmittel werden normalerweise nicht als Salbe oder Creme hergestellt. Wenn man dennoch eine Salbe mit den Ergänzungsmitteln haben will, muss man sie sich selbst anrühren. Man kann aufgelöste Schüsslersalz-Tabletten in eine bestehende wasserhaltige Creme einrühren (3-5 Tabletten auf ca. 50 ml Creme).

Mehr Informationen über das Selbermachen von Schüssler-Cremes finden Sie auf unserer Webseite mit Buch:

- www.schuessler-salben-und-cremes.de

Einkaufstipps

Schüsslersalze sind in Deutschland, Österreich und der Schweiz rezeptfrei aber apothekenpflichtig. Das bedeutet, dass man Schüsslersalze nur in Apotheken kaufen oder bestellen kann. In Drogerien und im Lebensmittelhandel dürfen Schüsslersalze nicht angeboten werden.

Durch die Apothekenpflicht wird eine zuverlässige Qualität der Schüsslersalze gewährleistet. Hinzu kommt, dass Schüsslersalze nach den Vorschriften des Homöopathischen Arzneibuches (HAB) hergestellt werden müssen, was auch eine gleichbleibende Qualität bewirkt.

Im Rahmen der Apothekenpflicht kann man die Schüsslersalze sowohl in normalen Apotheken vor Ort kaufen als auch bei Internet-Apotheken bestellen.

Anwendung der Schüssler-Salze

Die Anwendung der Schüsslersalze ist einfach und angenehm.

Man kann sie einfach einnehmen, hat aber auch eine Menge weitere Möglichkeiten, die Schüsslersalze anzuwenden.

Normale Anwendung

Die gängige Anwendung der Schüssler-Salze ist

- 3 bis 6 mal täglich 1 bis 2 Tabletten je Salz-Sorte

Im Munde zergehen lassen

Die Tabletten werden nacheinander einzeln in den Mund gesteckt und langsam auf der Zunge zergehen lassen.

Die Wirkstoffe der Schüsslersalz-Tabletten werden dabei schon von der Mundschleimhaut aufgenommen und gelangen so sehr schnell in den Blutkreislauf und zu den Zellen des Körpers.

Am besten nimmt man die Schüsslersalze eine halbe Stunde vor dem Essen ein.

Man kann sie aber auch nach oder zwischen den Mahlzeiten einnehmen.

Nach der Einnahme trinkt man am besten ein Glas frisches Wasser, damit der Körper genügend Wasser hat, um eventuelle Giftstoffe ausscheiden zu können. Außerdem unterstützt das Wasser den Transport der Mineralsalze zu den Zellen des Körpers.

Akutbehandlung

In akuten Fällen nimmt man alle 5 Minuten eine Tablette, bis sich das Befinden bessert, längstens jedoch einen halben bis ganzen Tag lang.

Danach geht man zur normalen Dosis über.

Mehrere Salze zusammen anwenden

Wenn man mehrere verschiedene Salze einnehmen will, nimmt man von jedem Salz dreimal täglich eine Tablette.

Die Entscheidung, ob man mehrere Salze gleichzeitig oder nur einzelne Salze nehmen will, ist bei den Schüssler-Salzen dem eigenen Gutdünken überlassen.

Manche Schüsslersalz-Enthusiasten nehmen immer möglichst viele verschiedene Salze ein, andere nehmen maximal drei verschiedene Salze innerhalb eines Tages und wieder andere bevorzugen nur ein einzelnes Salz zur gleichen Zeit. Die Auswahl einzelner oder weniger Salze erfolgt danach, welches am besten zur Gesamtsituation passt.

Wahlweise kann man bei einer einzelnen Einnahme immer nur ein Salz auf einmal einnehmen oder man nimmt mehrere Mittel nacheinander ein.

Dadurch ergeben sich, bei Einnahme von drei verschiedenen Mitteln, beispielsweise folgende Einnahme-Schemas:

Beispiel für gemeinsame Einnahme mehrerer Mittel:

- morgens: je 1 Tablette von Mittel a, b und c
- mittags: je 1 Tablette von Mittel a, b und c
- abends: je 1 Tablette von Mittel a, b und c

Beispiel für getrennte Einnahme mehrerer Mittel:

- morgens: 2-3 Tabletten von Mittel a
- mittags: 2-3 Tabletten von Mittel b
- abends: 2-3 Tabletten von Mittel c

Beide Arten der Einnahme haben ihre Berechtigung. Es ist in erster Linie eine Frage der Einstellung, welches Einnahme-Schema man bevorzugt.

Anwender, die der Homöopathie nahe stehen, bevorzugen meistens die getrennte Einnahme. Aus der Homöopathie sind sie nämlich gewöhnt, dass man Mittel immer einzeln nimmt.

Anwender, die unabhängig von der Homöopathie zu den Schüsslersalzen gekommen sind, bevorzugen häufig die gemeinsame Einnahme der Mittel, weil man sie sich einfach merken kann.

Hinweis!

Bei schweren Erkrankungen und unklaren Beschwerden sollte man unbedingt den Arzt aufsuchen und sich nicht ausschließlich selbst behandeln!

Hochdosiert

Wenn man davon ausgeht, dass die Behandlung durch Schüssler-Salze eine Substitutionstherapie darstellt, kann man die Tabletten auch hochdosiert einnehmen.

Manche Anwender nehmen bei dieser Anwendungsart jede Minute eine Tablette ein. So können über hundert Tabletten pro Tag zusammenkommen.

Allerdings sollte man sich bewusst machen, dass man nicht den gesamten Mineralstoffbedarf mithilfe von Schüsslersalzen decken kann. In der Potenz D6 braucht man 1 Tonne Tabletten, um ein Gramm des Mineralsalzes zu erhalten. Beispielsweise 500 mg bis 1 Gramm Calcium braucht der Mensch jedoch jeden Tag.

Heiße Sieben / Heißgetränk

Das Schüssler-Salz Nr. 7 (Magnesium Phosphoricum) wird als besonders intensive Anwendung gerne als "Heiße Sieben", auch "Heiße 7" genannt, zubereitet.

Die heiße Sieben ist eine Anwendung in heißem Wasser, die sehr schnell und stark wirkt.

Auch andere Schüssler-Salze können so angewendet werden, wie die heiße Sieben ("Analog zur heißen Sieben" oder "Heißgetränk"). Die Wirkung ist auch bei den anderen Mitteln dann besonders schnell und intensiv.

Heiße Sieben: So geht's:

- 10 Tabletten vom Schüssler-Salz Nr. 7 (Magnesium Phosphoricum) werden in eine Tasse gegeben.
- Dazu wird heißes Wasser gekippt.
- In wenigen Minuten lösen sich die Tabletten auf. **Achtung!** Zum Umrühren sollte man niemals einen Metalllöffel verwenden.
- Wenn sich die Tabletten aufgelöst haben, trinkt man die heiße Sieben in kleinen Schlucken.

Kaltgetränk

Ähnlich wie bei der heißen Sieben kann man Schüsslersalze auch als Kaltgetränk anwenden.

Für eine einzelne Einnahme gibt man die aktuell gewünschte Tabletten-Dosis in ein Glas mit Wasser und wartet, bis sich die Tabletten aufgelöst haben. Dann trinkt man das Wasser in kleinen Schlucken.

Eine Alternative dazu ist die Tagesdosis in der Wasserflasche.

Dazu gibt man alle Tabletten, die man den Tag über nehmen will, in eine Flasche mit stillem Wasser, z.B. Leitungswasser oder Mineralwasser. Am besten eignet sich eine 1,5 Liter Flasche, weil sie eine gute Menge Wasser enthält. Das Auflösen der Tabletten kann man durch leichtes Schütteln der geschlossenen Flasche beschleunigen.

Dieses Schüssler-Kaltgetränk trinkt man über den Tag verteilt in kleinen Schlucken, entweder direkt aus der Flasche oder glasweise.

Der Vorteil der Einnahme als Kaltgetränk ist, dass die Schüsslersalze durch die gelöste Form vom Körper besonders gut aufgenommen werden können. Außerdem sorgt man auf diese Weise dafür, dass man genug Wasser trinkt.

Anwendung der Salben

Die Salben kann man mehrmals täglich dünn auftragen oder einmassieren.

Wenn mehrere Salben geeignet scheinen, kann man sie auch abwechselnd anwenden.

Eine andere Möglichkeit ist es, die Salben in der Hand zu mischen. Dazu gibt man direkt vor der Anwendung einen kleinen Strang von jeder gewünschten Salbe auf die Handfläche. Die Salbenstränge vermischt man mit der anderen Hand. Dann trägt man die Salbenmischung auf die zu behandelnde Stelle auf.

Umschlag

Alternativ kann man für eine besonders intensive Behandlung die Salbe messerrückendick auftragen und mit einem Baumwolltuch oder Verband bedecken.

Solch einen Verband lässt man am besten über Nacht einwirken oder den ganzen Tag.

Mindestens einmal am Tag sollte so ein Verband erneuert werden, wenn man ihn länger als eine einzelne Nacht anwenden will.

Tabletten-Brei

Wenn man keine Salbe zur Hand hat, kann man stattdessen einige Tabletten zu Pulver zerdrücken und mit etwas Wasser anrühren. Diesen Brei trägt man dann auf die zu behandelnde Stelle auf.

Ansonsten kann man damit so verfahren wie beim Salbenumschlag.

Bad

Für manche Einsatzzwecke sind auch Bade-Anwendungen mit Schüsslersalzen geeignet, z.B. Hautkrankheiten, Rekonvaleszenz.

Für ein Vollbad brauchen Sie bis zu 100 Schüßlersalz-Tabletten. Wenn Sie die homöopathische Potenz D3 verwenden, kommen Sie mit erheblich weniger Tabletten aus: ca. 1 bis 5 Tabletten

Auf Wunsch können Sie auch andere Wirkstoffe hinzugeben, z.B. Heublumen-Auszüge, ätherische Öle, Lehm, Meersalz, Natron.

Antlitzanalyse

Schüssler-Salze werden von den Behandlern häufig aufgrund von bestimmten Kennzeichen im Gesicht empfohlen.

Diese Vorgehensweise nennt sich "Antlitzanalyse".

Sie basiert auf der Idee, dass das Fehlen bestimmter Mineralien sich durch bestimmte Zeichen auf dem Gesicht ausprägt, wie beispielsweise die Färbung des Gesichtes oder der Zustand und die Spannkraft der Haut.

Die Antlitzanalyse wurde von Dr. Schüßler entdeckt und von seinem Anhänger Kurt Hickethier weiterentwickelt.

Um eine Antlitzanalyse bei sich selbst durchzuführen, nimmt man sich einen Spiegel, geht die Kennzeichen Mittel für Mittel durch und überprüft das eigene Gesicht darauf hin, ob ein Kennzeichen zutrifft oder nicht.

Eine Liste die Kennzeichen im Gesicht findet man bei den Beschreibungen der einzelnen Funktionsmittel auf den folgenden Seiten.

Die 12 Funktionsmittel

Die zwölf Funktionsmittel wurden von Dr. Schüßler selbst entwickelt.

Sie sind die Basis der Schüssler-Salze.

Diese zwölf Mittel beinhalten, in homöopathisch potenzierter Form, die zwölf Mineralsalze, die zu Dr. Schüßlers Lebzeiten schon als wichtige Bestandteile der menschlichen Zellen bekannt waren.

Die Funktionsmittel reichen im Wesentlichen aus, um alle Arten von Erkrankungen und Gesundheitsbeschwerden mithilfe von Schüsslersalzen zu behandeln. Die später entwickelten Ergänzungssalze dienen der ergänzenden Behandlung und Spezialzwecken.

Die zwölf Funktionsmittel werden häufig nur mit ihrer Nummer bezeichnet, daher ist es sinnvoll, sich die jeweiligen Nummern zu merken.

Die lateinisch klingenden Namen entsprechen den Bezeichnungen, die diese Schüsslersalze auch als homöopathische Mittel haben.

Hier eine Kurzübersicht über die zwölf Funktionsmittel:

Nummer	Name des Mittels	Einsatzgebiete
Nr. 1.	Calcium Fluoratum	Bindegewebe, Haut, Gelenke
Nr. 2.	Calcium Phosphoricum	Knochen und Zähne
Nr. 3.	Ferrum Phosphoricum	Immunsystem
Nr. 4.	Kalium Chloratum	Schleimhäute
Nr. 5.	Kalium Phosphoricum	Nerven
Nr. 6.	Kalium Sulfuricum	Stoffwechsel
Nr. 7.	Magnesium Phosphoricum	Muskeln
Nr. 8.	Natrium Chloratum	Flüssigkeitshaushalt
Nr. 9.	Natrium Phosphoricum	Stoffwechsel
Nr. 10.	Natrium Sulfuricum	Entschlackung
Nr. 11.	Silicea	Bindegewebe, Haut, Haare
Nr. 12.	Calcium Sulfuricum	Gelenke, Eiter

Nr. 1 Calcium Fluoratum

Das Schüssler-Salz Calcium Fluoratum ist vor allem ein Salz des Bindegewebes. Weil auch Knochen, Teile der Haut und die Blutgefäße zum Bindegewebe gehören, ist der Einsatzbereich von Calcium Fluoratum sehr umfangreich.

Als Faustregel kann man an Calcium Fluoratum immer dann denken, wenn es um die Elastizität des Gewebes geht.

Überall wo sich Gewebe verhärtet, kann man überprüfen, ob Calcium Fluoratum geeignet ist. Das ist beispielsweise steif werdenden Gelenken der Fall. Calcium Fluoratum hilft aber auch, wenn Gewebe zu weich geworden ist, beispielsweise bei schlaffen Venen, die zu Krampfadern führen oder bei Bandscheibenproblemen. Das Bindegewebe wird durch Calcium Fluoratum elastischer und kräftiger.

In den Wechseljahren beginnt die Elastizität des Bindegewebes häufig nachzulassen. Daher ist Calcium Fluoratum ein wichtiges Schüsslersalz für die Wechseljahre.

Anwendungsgebiete für Nr. 1 Calcium Fluoratum

Aggressivität
Bedrückung
Beengungsgefühl
Belastungs-Inkontinenz
Bindegewebsschwäche
Blasensenkung
Brustknoten, -schwellung
Empfindsamkeit
Falten
Gebärmuttersenkung
Glanzlose Haare
Haarausfall
Hängebrüste
Kalte Füße
Konzentrationsschwäche
Krisenstimmung
Leistungsfähigkeit
Menstruationsbeschwerden
Motivation
Osteoporose
PMS
Progesteron-Mangel
Reizbarkeit
Schlaffes Gewebe
Unregelmäßige Periode
Wetterfühligkeit
Zyklus-Schwankungen
Östrogen-Dominanz
Östrogen-Mangel

Salben-Anwendungen

Bandscheibenschäden
Falten, Gelenkschmerzen
Gewebsverhärtungen
Hautrisse, Hornhaut
Hämorrhoiden
Krampfadern

Nr. 1 Calcium Fluoratum Steckbrief

Umgangssprachlich	Flussspat
Chemischer Name	Calciumfluorid
Beschaffenheit	Weißes Pulver oder farblose Kristalle
Regelpotenz	D12
Vorkommen im Körper	• Knochen • Oberhaut • Sehnen • Zahnschmelz
Einsatzbereiche	• Bindegewebe • Gelenke • Haut
Hauptanwendungen	• Gelenkschmerzen • Hauterkrankungen • Krampfadern
Verschlimmerung	• Feuchtes Wetter • Kälte
Verbesserung	• Wärme
Antlitzanalyse	• Viereckige Falten um die Augen • Gefächerte Falten unterhalb der Augen • Braun-schwarze Einfärbung um die Augen • Geplatzte Adern • Schuppen im Gesicht • Rissige Lippen, Mundwinkel, Hände, • Glänzende Haut

Merke!

Nr. 1 Calcium Fluoratum ist das Salz des Bindegewebes.

Es macht Hartes weich und Weiches hart.

Nr. 2 Calcium Phosphoricum

Calcium Phosphoricum ist das Mineralsalz, das am häufigsten im Körper vorkommt. Es findet sich vor allem in den Knochen und bildet ihre harte Struktur. Daher hilft Calcium Phosphoricum beispielsweise gegen Osteoporose.

Aber auch in allen anderen Zellen kommt Calcium Phosphoricum vor. Als Schüssler-Salz kann man Calcium Phosphoricum gegen Infektanfälligkeit anwenden. Es dient auch der Regeneration und dem Aufbau nach langwierigen Krankheiten.

In der späten Phase der Wechseljahre neigen die Knochen dazu, schwächer zu werden. Auch die Abwehrkräfte lassen in vielen Fällen deutlich nach, sodass man stärker unter Infektionskrankheiten leidet.

Das macht Calcium Phosphoricum zu einem wichtigen Schüsslersalz in der Wechseljahre-Behandlung.

Da der Körper sehr viel Kalzium und auch viel Phosphor braucht, reichen die Mengen in den Schüssler-Salzen nicht aus, um den Bedarf zu decken. Wichtig ist daher, dass man zusätzlich ausreichend Kalzium mit der Nahrung zu sich nimmt, beispielsweise in Milchprodukten, Bananen, Haselnüssen, Sojabohnen und Sprossen.

Anwendungsgebiete für Nr. 2 Calcium Phosphoricum

Ausbleibende Periode
Belastbarkeit
Eingeschlafene Arme und Beine
Gewebe-Straffung
Konzentrationsschwäche
Kopfschmerzen
Kreuzschmerzen
Lebensfreude
Leistungsfähigkeit
Menstruationsbeschwerden
Morgensteifigkeit
Osteoporose
PMS, Progesteron-Mangel
Reizbarkeit
Schlafstörungen
Schweißausbrüche
Stress
Unregelmäßige Periode
Östrogen-Dominanz
Östrogen-Mangel

Salben-Anwendungen

Ausschlag, Ekzeme
Durchblutungsstörungen
Hexenschuss, Ischias
Morgensteifigkeit
Muskelkrämpfe, Wadenkrämpfe
Verspannungen

Nr. 2 Calcium Phosphoricum Steckbrief

Chemischer Name	Calciumphosphat
Beschaffenheit	Weißes Pulver
Regelpotenz	D6
Vorkommen im Körper	• Knochen • in allen Zellen
Einsatzbereiche	• Knochen • Zähne
Hauptanwendungen	• Durchblutungsstörungen • Regeneration • Rückenschmerzen
Verschlimmerung	• Nachts • Ruhe
Verbesserung	
Antlitzanalyse	• Wächserne Haut, • käsige Gesichtsfarbe, • weiß belegte Zunge, • übel riechender Atem, • weiße Nasen und Ohrmuscheln, • verschwitzte Haare, • raue Stimme

Merke!

Calcium Phosphoricum ist das Salz der Knochen.

Es hilft beim Aufbau der Zellen.

Nr. 3 Ferrum Phosphoricum

Das Schüssler-Salz Ferrum Phosphoricum ist besonders geeignet bei frischen Entzündungen. Dies ist bei frischen Verletzungen der Fall, aber auch in der ersten Phase von Infektionskrankheiten oder Entzündungen der inneren Organe, wie beispielsweise Magenschleimhautentzündung.

Typisch für Ferrum Phosphoricum ist ein schneller Beginn, eine gewisse Röte und Schwellung und Schmerzhaftigkeit. Nach Blutungen kann Ferrum Phosphoricum helfen, das Blut wieder zu neu zu bilden.

Ferrum Phosphoricum ist das Mittel der Wahl bei Hitzewallungen, die in den Wechseljahren so viele Frauen heimsuchen. Es lindert die aufsteigende, fliegende Hitze und vermindert den Hitzestau im Kopf.

Weil die für Ferrum Phosphoricum typischen Beschwerden meistens akut und häufig relativ ernsthafter Natur sind, ist es wichtig einen Arzt aufzusuchen, wenn die gesundheitlichen Probleme schwerwiegend sind oder wenn man die Ursache nicht kennt.

Ferrum Phosphoricum kann auch die Leistungsfähigkeit des Gehirns verbessern, weil das Gehirn mit mehr Sauerstoff versorgt wird, wenn der Eisenspiegel im Blut ausgewogen ist.

Durch seine Fähigkeiten bei Verletzungen kann Ferrum Phosphoricum auch gut als Salbe bei leichten Sport- und Freizeitverletzungen eingesetzt werden.

Anwendungsgebiete für Nr. 3 Ferrum Phosphoricum

Blutungen
Eisenmangel
Haarausfall
Hitzewallungen
Hormonelle Dysregulation
Konzentrationsmangel
Kopfkongestion
Lebensfreude
Leistungsfähigkeit
Müdigkeit
Schmerzempfindliche Haare
Schmerzempfindliche Haut
Selbstbewusstsein
Ständiger Harndrang
Unterleibs-Beschwerden
Zerstreutheit, Zorn
Zu starke Menstruations-Blutungen
Überreizung

Salben-Anwendungen

Afterjucken, Erste Hilfe
Gelenkentzündung, Gicht
Prellungen, Quetschungen
Schmerzen, Schwellungen
Wunden, Zerrungen

Nr. 3 Ferrum Phosphoricum Steckbrief

Umgangssprachlich	Blaueisenerz, Eisenblau, Vivianit, Kollophan
Chemischer Name	Eisenphosphat
Beschaffenheit	Farblose bis schwarze Kristalle
Regelpotenz	D12
Vorkommen im Körper	• Alle Zellen • Hämoglobin der roten Blutkörperchen
Einsatzbereiche	• Entzündungen • Immunsystem
Hauptanwendungen	• Abwehrschwäche • Erkältung, Fieber
Verschlimmerung	• Bewegung • Nachts, Wärme
Verbesserung	• Kühle • Ruhe
Antlitzanalyse	• Rötungen im Kopfbereich, • Blau-schwarzer Schatten an der Nasenwurzel und unter den Augen(Ferrumschatten),
Besonderheiten	1. Entzündungs- Stadium

Merke!

Nr. 3 Ferrum Phosphoricum ist das Erste-Hilfe Salz.

Es hilft besonders im 1. Entzündungsstadium.

Nr. 4 Kalium Chloratum

Kalium Chloratum ist das geeignete Schüssler-Salz, wenn Entzündungen in das zweite Stadium eingetreten sind. Die Entzündungen sind dann nicht mehr hochrot, sondern aber häufig weißlichen, zähen Schleim ab, beispielsweise als Schnupfen oder Husten-Auswurf.

Solche Entzündungen können sich überall im Körper abspielen, daher ist Kalium Chloratum für viele Arten von Entzündungen die richtige Wahl.

Ein wichtiges Einsatzgebiet von Kalium Chloratum ist seine Fähigkeit, die allgemeine Neigung zu Übergewicht zu verringern. Außerdem fördert es die Ausleitung von Giftstoffen, was den Abnehmprozess entscheidend unterstützt. Kalium chloratum fördert sowohl den Eiweiß-Stoffwechsel als auch den Kohlenhydrat-Stoffwechsel. Kalium Chloratum regt den gesamten Stoffwechsel an. Dadurch fördert es auch die Ausscheidung von Abfallstoffen.

Außerdem hilft Kalium Chloratum auch gegen Heißhunger, vor allem, wenn dieser Heißhunger durch das Trinken von Wasser gelindert wird.

Da viele Frauen in den Wechseljahren zunehmen, kommt diesem Einsatzbereich von Kalium Chloratum eine besondere Bedeutung zu.

Äußerlich kann Kalium Chloratum gegen Besenreiser und Couperose helfen. Dazu kann man eine Salbe mit Kalium Chloratum verwenden und ergänzend Kalium Chloratum Tabletten einnehmen.

Anwendungsgebiete für Nr. 4 Kalium Chloratum

Adipositas
Akne
Besenreiser
Heißhunger
Juckreiz
Kopfschuppen
Krampfadern
Kreislaufschwäche
Myom
Oophoritis
Sensibilität
Übergewicht
Weißfluss
Zysten

Salben-Anwendungen

Besenreiser, Couperose
Hautausschlag
Hämorrhoiden
Kniegelenksentzündung
Krampfadern
Lymphknotenschwellungen
Neurodermitis, Psoriasis
Sehnenscheidenentzündung
Verwachsungen

Nr. 4 Kalium Chloratum Steckbrief

Umgangssprachlich	Sylvin
Chemischer Name	Kaliumchlorid
Beschaffenheit	Farblose Kristalle oder weißes Pulver
Regelpotenz	D6
Vorkommen im Körper	• Alle Zellen • rote Blutkörperchen
Einsatzbereiche	• Schleimhäute
Hauptanwendungen	• Halsentzündung • Schnupfen • Übergewicht
Verschlimmerung	• Bewegung • fette und gewürzte Nahrung
Verbesserung	• Wärme
Antlitzanalyse	• Milchige Haut, • blau-weiße Hautfarbe, • Käsige Haut, • Fadenziehender Speichel, • Geschwollene Lymphknoten, • weiß belegte Zunge, • Mehlige Hautschuppen, • verklebte Augen
Besonderheiten	2. Entzündungs- Stadium

Merke!

Nr. 4 Kalium Chloratum ist das Salz der Schleimhäute.

Es hilft besonders im 2. Entzündungsstadium.

Nr. 5 Kalium Phosphoricum

Kalium Phosphoricum wird hauptsächlich bei Problemen der Nerven und der Muskeln verwendet. Das Einsatzfeld reicht von Nervosität über Melancholie bis hin zu Schlafbeschwerden..

Das Schüssler-Salz Kalium Phosphoricum wäre auch das passende Mittel gegen Gedächtnisstörungen. Auch Probleme anderer Organe können, wenn sie nervlich bedingt sind, durch Kalium Phosphoricum gelindert werden, beispielsweise nervöse Herzbeschwerden.

Viele Frauen in den Wechseljahren leiden besonders unter Reizbarkeit, Schlafstörungen und beginnender Gedächtnisschwäche.

Daher ist Kalium Phosphoricum ein wichtiges Mittel gegen nervlich bedingte Wechseljahrsbeschwerden.

Anwendungsgebiete für Nr. 5 Kalium Phosphoricum

Angst
Belastungs-Inkontinenz
Depressionen
Durchschlaf-Probleme
Gedächtnisschwäche
Gleichgewichtsstörungen
Haut-Atrophie
Herzschwäche
Hormonelle Dysregulation
Hyperhidrosis
Inkontinenz
Ischias
Kopfkongestion
Kreuzschmerzen
Kräfteverfall
Körpergeruch
Labilität
Launenhaftigkeit
Lebenslust
Motivation
Nervenschwäche
Nervosität
Nächtliches Aufwachen
Raue Haut
Reizbarkeit
Rückenschmerzen
Schleimhaut-Atrophie
Schweißausbrüche
Schweißhände
Schwindel
Schwitzen
Selbstvertrauen
Spannkraft
Stress
Vergesslichkeit
Wetterfühligkeit
Überreizung

Salben-Anwendungen

Dekubitus, Wundliegen
Durchblutungsstörungen
Gesichtslähmung
Ischias, Kreuzschmerzen
Neuralgien
Rückenschmerzen
Schlecht heilende Wunden

Nr. 5 Kalium Phosphoricum Steckbrief

Chemischer Name	Kaliumphosphat
Beschaffenheit	Weißes Pulver
Regelpotenz	D6
Vorkommen im Körper	• Blutflüssigkeit • Gehirn • Muskeln • Nerven
Einsatzbereiche	• Nerven
Hauptanwendungen	• Antriebsschwäche • Erschöpfung • Schlaflosigkeit
Verschlimmerung	• Anstrengung
Verbesserung	• Mäßige Bewegung
Antlitzanalyse	• Aschgraue Haut (vor allem am Kinn), • Graue Augenpartie, • Eingefallene Schläfen, • Abwesender Gesichtsausdruck, • Braun belegte, trockene Zunge, • Parodontose, Zahnfleischbluten, • Mundgeruch

Merke!

Nr. 5 Kalium Phosphoricum ist das Salz der Nerven.

Es hilft bei nervlichen und seelischen Beschwerden.

Nr. 6 Kalium Sulfuricum

Kalium Sulfuricum ist ein Mittel für das späte Stadium einer Entzündung. In dieser Phase sind Entzündungen häufig nicht mehr heiß und rot, stattdessen kommt es zu gelblichen, manchmal eitrigen Absonderungen.

Die Entzündungen in dieser Phase drohen chronisch zu werden, wenn es nicht gelingt, sie möglichst bald auszuheilen.

Kalium Sulfuricum eignet sich auch sehr gut bei Juckreiz der Haut. In den Wechseljahren leiden viele Frauen unter Juckreiz durch die trockene Haut, sodass Kalium Sulfuricum hier zu einer wertvollen Hilfe werden kann. Am besten wendet man Kalium Sulfuricum sowohl innerlich als Tabletten als auch äußerlich als Salbe an, um Juckreiz zu lindern.

Ein bemerkenswertes Phänomen bei Bedarf an Kalium Sulfuricum ist das starke Bedürfnis nach frischer Luft. Wenn dem Körper Kalium Sulfuricum fehlt, wird der Sauerstoff nicht ausreichend in den Zellen gebunden. Die Folge davon ist die starke Sehnsucht nach frischer Luft. Bekommt man die ersehnte Frischluft, bessern sich die Beschwerden.

Nr. 6 Kalium Sulfuricum wirkt bei verzögerten Heilungsprozessen als Heilungsbeschleuniger, weil es den Stoffwechsel anregt.

Anwendungsgebiete für Nr. 6 Kalium Sulfuricum

Aggressivität
Arthrose
Beengungsgefühl
Belastbarkeit
Bewegungsmangel
Depressionen
Depressive Verstimmung
Gleichgewichtsstörungen
Hautjucken
Hyperhidrosis
Juckreiz
Konzentrationsfähigkeit
Kopfschuppen
Missmut
Pruritus
Reizblase
Schuppen
Schweißausbrüche
Schweißhände
Schwindel
Schwitzen
Unterleibs-Beschwerden
Wutausbrüche
Zorn

Salben-Anwendungen

Arthrose
Ekzeme
Gelenkschmerzen
Hautausschlag
Juckreiz

Nr. 6 Kalium Sulfuricum Steckbrief

Umgangssprachlich	Schwefelsaures Kalium
Chemischer Name	Kaliumsulfat
Beschaffenheit	Farbloses Pulver
Regelpotenz	D6
Vorkommen im Körper	• Haut • Schleimhäute
Einsatzbereiche	• Stoffwechsel
Hauptanwendungen	• Asthma • Ekzeme • Nebenhöhlenentzündung
Verschlimmerung	• Abend • geschlossene warme Räume
Verbesserung	• Kühle Luft
Antlitzanalyse	• Braun-gelbe Haut, • Dunkle Augenlider, • Gelblich um den Mund, • Sommersprossen, • Schuppen auf klebriger Basis, • Klebende Kopfschuppen, • Gelb und schleimig belegte Zunge
Besonderheiten	3. Entzündungs-Stadium

Merke!

Nr. 6 Kalium Sulfuricum ist ein Salz des Stoffwechsels.

Es hilft besonders im 3. Entzündungsstadium.

Nr. 7. Magnesium Phosphoricum

Magnesium Phosphoricum ist das Schmerzmittel unter den Schüssler-Salzen. Es wird gegen Schmerzen und Krämpfe eingenommen.

Magnesium Phosphoricum wird zur Intensivierung der Wirkung gern als sogenannte "Heiße Sieben" angewendet. Dazu werden zehn Tabletten von Magnesium Phosphoricum (Schüssler-Salz Nr. 7) in heißem Wasser aufgelöst und schluckweise getrunken.

Das Schüssler-Salz Magnesium Phosphoricum kann man vor allem bei Schmerzen anwenden, die krampfartig auftreten. Das ist beispielsweise bei Migräne der Fall, aber auch bei Periodenschmerzen.

Als Salbe kann man Magnesium Phosphoricum auf schmerzende Körperpartien auftragen. Auch gegen quälenden Juckreiz kann Magnesium Phosphoricum helfen. Auch bei Durchblutungsstörungen in Füßen und Händen kann man Magnesium Phosphoricum als Salbe einmassieren, was für Senioren eine wichtige Anwendung ist.

Anwendungsgebiete für Nr. 7. Magnesium Phosphoricum

Angespanntheit
Bedrückung
Beengungsgefühl
Belastbarkeit
Depressive Verstimmung
Empfindsamkeit
Gewebe-Straffung
Gleichgewichtsstörungen
Heißhunger nach Süßigkeiten
Ischias
Juckreiz
Kopfkongestion
Kopfschmerzen
Labilität
Periodenkrämpfe
Periodenschmerzen
Progesteron-Mangel
Rückenschmerzen
Schlaflosigkeit
Schmerzempfindlichkeit
Schweißausbrüche
Schweißhände
Schwindel
Schwitzen
Stress
Unregelmäßige Periode
Wetterfühligkeit
Zyklus-Schwankungen
Östrogen-Dominanz
Übergewicht

Salben-Anwendungen

Durchblutungsstörungen
Hexenschuss, Ischias
Kopfschmerzen
Nackenschmerzen
Neuralgien
Rückenschmerzen
Schmerzen

Nr. 7 Magnesium Phosphoricum Steckbrief

Umgangssprachlich	Phosphorsaures Magnesia
Chemischer Name	Magnesiumphosphat
Beschaffenheit	Weißes Pulver
Regelpotenz	D6
Vorkommen im Körper	• Knochen • Leber • Muskeln • Nerven, Schilddrüse • rote Blutkörperchen
Einsatzbereiche	• Muskeln
Hauptanwendungen	• Krämpfe • Migräne • Schmerzen
Verschlimmerung	• Kälte
Verbesserung	• Wärme und Gegendruck
Antlitzanalyse	• Rote runde Flecken auf den Wangen (immer oder zeitweilig), • Rote Flecken am Hals, • Ansonsten blasse Haut, • Zuckungen der Mundwinkel, • Zucken der Augenlider
Besonderheiten	Schmerzzustände

Merke!

Nr. 7 Magnesium Phosphoricum ist das Salz der Muskeln.

Es hilft bei Schmerzen und Krämpfen.

Nr. 8 Natrium Chloratum

Natrium Chloratum ist ein anderer Name für das Kochsalz, das wir alle in unseren Speisen kennen. Im Körper spielt es eine entscheidende Rolle im Flüssigkeitshaushalt und so wird es auch als Schüssler-Salz angewandt.

Man kann Natrium Chloratum gegen Aufgeschwemmtheit einsetzen, was ein wichtiger Einsatzbereich in den Wechseljahren ist, denn Frauen im Klimakterium leiden häufig unter Wassereinlagerungen.

Auch zur Entgiftung und gegen Antriebsschwäche, oder auch Cellulite kann man Natrium Chloratum verwenden.

"Brennen" ist ein typischer Schlüsselbegriff für den Einsatz von Natrium Chloratum. Man kann Natrium Chloratum innerlich und äußerlich gegen brennende Ausschläge einsetzen und auch gegen Insektenstiche, Lippenbläschen oder leichte Verbrennungen der Haut.

Anwendungsgebiete für Nr. 8 Natrium Chloratum

Antriebsschwäche
Anämie
Arthrose
Aufgedunsenes Gesicht
Aufgeschwemmtheit
Bindegewebsschwäche
Blutarmut
Cellulite
Erinnerungsvermögen
Geschwollene Füße
Heißhunger auf Salziges
Hyperhidrosis
Kalte Füße und Hände
Konzentrationsfähigkeit
Kopfschmerzen
Migräne
Migräne-Sehstörungen
Migräne-Übelkeit
Nervenschwäche
Nervosität
Raue Haut
Reizbarkeit
Schlaffes Gewebe
Schweißausbrüche
Schweißhände
Schwitzen
Ständiger Harndrang
Trockene Schleimhäute
Vergesslichkeit
Verletzlichkeit
Wassereinlagerungen
Wut
Zerschlagenheitsgefühl
Zerstreutheit
Ärgerlichkeit
Odeme

Salben-Anwendungen

Afterjucken
Arthrose, Gicht
Hautausschlag
Hämorrhoiden
Trockene Haut
Trockene Nasenschleimhaut
Unterschenkelgeschwür

Nr. 8 Natrium Chloratum Steckbrief

Umgangssprachlich	Kochsalz
Chemischer Name	Natriumchlorid
Beschaffenheit	Weißes Pulver
Regelpotenz	D6
Vorkommen im Körper	• Außerzelluläre Flüssigkeit • Knochen, Knorpel • Magen, Nieren
Einsatzbereiche	• Flüssigkeitshaushalt
Hauptanwendungen	• Diabetes • Rheuma • Trockene Haut
Verschlimmerung	• Morgens, Vormittags, feuchtkühles Wetter • geistige Anstrengung
Verbesserung	• Trockene, warme oder frische Luft
Antlitzanalyse	• Gelatine-Glanz auf dem Oberlid, • Helle Augenlider, • Große Poren, • Aufgeschwemmtes Gesicht, • Kopfschuppen, • Weiße Augenabsonderungen, • Klarer Zungenbelag und Speichelbläschen, • Ausschlag auf der Stirn, Trockene Haut
Besonderheiten	Brennen

Merke!
Nr. 8 Natrium Chloratum ist das Salz des Flüssigkeitshaushalts.
Es hilft, wenn die Beschwerden "brennen".

Nr. 9 Natrium Phosphoricum

Natrium Phosphoricum ist das Schüssler-Salz des Stoffwechsels. Es ist das wichtigste Mittel, wenn man eine Übersäuerung behandeln will. Es gleicht die überschüssige Säure aus. Somit wirkt Natrium Phosphoricum wie eine Art Säurepuffer.

Durch die entgiftende Wirkung von Natrium Phosphoricum können auch Probleme der Haut gelindert werden, beispielsweise trockene Haut und Juckreiz, ein häufiges Problem bei Frauen in den Wechseljahren. Außerdem können Probleme der Verdauungsorgane durch Natrium Phosphoricum gelindert werden.

Nr. 9 Natrium Phosphoricum ist auch ein wichtiges Mittel, wenn man abnehmen will, denn es hilft bei Ernährungsfehlern und Heißhunger, vor allem auf Süßigkeiten. Bei Heißhungerattacken kann man in kurzen Abständen einzelne Tabletten mit Nr. 9 Natrium Phosphoricum lutschen.

Anwendungsgebiete für Nr. 9 Natrium Phosphoricum

Adipositas
Akne
Belastungs-Inkontinenz
Betrübnis
Brustknoten
Cellulite
Erinnerungsvermögen
Fettsucht
Gewebe-Aufbau
Harninkontinenz
Heißhunger nach Süßigkeiten
Hyperhidrosis
Hängebrüste
Inkontinenz
Ischias
Krampfadern
Launenhaftigkeit
Mitesser
Müdigkeit
Orangenhaut
Schweißausbrüche
Schweißhände
Schwitzen
Sensibilität
Stabilität
Übersäuerung

Salben-Anwendungen

Abszesse, Gicht
Hautausschlag, Neurodermitis
Krampfadern
Lymphknotenschwellungen
Orangenhaut
Schlecht heilende Wunden
Venenentzündung
Windeldermatitis

Nr. 9 Natrium Phosphoricum Steckbrief

Chemischer Name	Natriumphosphat
Beschaffenheit	Farbloses Pulver
Regelpotenz	D6
Vorkommen im Körper	• Bindegewebe • Gehirn • Muskeln • Nerven • rote Blutkörperchen
Einsatzbereiche	• Stoffwechsel
Hauptanwendungen	• Erhöhte Blutfettwerte • Gicht • Übergewicht
Verschlimmerung	• Bewegung • feuchtkaltes Wetter
Verbesserung	
Antlitzanalyse	• Fettiger stumpfer Glanz auf der Stirn, • Fettige Nase, Große Hautporen, • Mitesser, Pickel, • Blasse Schleimhäute, • Hängende Wangen, Doppelkinn,

Merke!

Nr. 9 Natrium Phosphoricum ist ein Salz des Stoffwechsel.

Es hilft bei Übersäuerung und Ernährungsfehlern.

Nr. 10 Natrium Sulfuricum

Natrium Sulfuricum ist im Körper vor allem in der Gewebeflüssigkeit enthalten. Daher dient es auch dem Abtransport von unerwünschten Stoffen und alten Zellen im Körper. Mit dem Schüssler-Salz Natrium Sulfuricum kann man Gesundheitsbeschwerden behandeln, die durch zu viel Abfallstoffe im Körper entstanden sind.

Da sich im Laufe der Jahrzehnte bei den meisten Menschen viele Abfallstoffe im Körper ansammeln, kann Natrium sulfuricum für Frauen in den Wechseljahren eine wertvolle Hilfe sein.

Bei grüngelben Ausscheidungen sollte man an den Einsatz von Natrium Sulfuricum denken. Man kann Natrium Sulfuricum auch gegen geschwollene Füße und Hände einsetzen, sofern diese mit ungesunder Lebensweise in Zusammenhang stehen. Natrium Sulfuricum ist auch geeignet für Menschen, die viel frieren, sogar wenn sie im warmen Bett liegen.

Anwendungsgebiete für Nr. 10 Natrium Sulfuricum

Akne
Angespanntheit
Aufgedunsenes Gesicht
Aufgeschwemmtheit
Belastungs-Inkontinenz
Bewegungsmangel
Blasenschwäche
Cellulite
Denkblockade
Geschwollene Füße
Geschwollene Hände
Gleichgewichtsstörungen
Harninkontinenz
Hautjucken
Hyperhidrosis
Inkontinenz
Juckreiz
Knieschmerzen
Kopfschuppen
Lebenskraft
Missmut
Pruritus
Schweißausbrüche
Schweißhände
Schwindel
Schwitzen
Spröde Haare
Stabilität
Ödeme
Übergewicht

Salben-Anwendungen

Eitriger Hautausschlag
Geschwollene Füße und Hände
Hühneraugen
Juckreiz
Neurodermitis
Nässende Ekzeme
Psoriasis, Schuppenflechte
Schlecht heilende Wunden
Warzen

Nr. 10 Natrium Sulfuricum Steckbrief

Umgangssprachlich	Glaubersalz
Chemischer Name	Natriumsulfat
Beschaffenheit	Farbloses Pulver
Regelpotenz	D6
Vorkommen im Körper	• Gewebeflüssigkeit
Einsatzbereiche	• Entschlackung
Hauptanwendungen	• Erkältung • Kopfschmerzen • Verdauungsschwäche
Verschlimmerung	• Morgen • feuchte Umgebung und Wetter
Verbesserung	
Antlitzanalyse	• Grün-gelbe Gesichtsfarbe vor allem Stirn und Schläfen, • Bläuliche Röte an der Nase, • Bläuliche Röte vor den Ohren, • Rötungen am äußeren Augenwinkel, • Zunge wirkt schmutzig und grünlich

Merke!

Nr. 10 Natrium Sulfuricum ist ein Salz der Ausscheidung.

Es hilft gegen Beschwerden durch ungesunde Lebensweise.

Nr. 11 Silicea

Silicea ist das Schüssler-Salz der Haut, der Haare, der Nägel und des Bindegewebes. Man kann Silicea zur Stärkung der Haare verwenden, und um eine schöne, elastische Haut zu bekommen.

So wie es die Beschaffenheit der Außenhaut fördert, kann Silicea auch zur Stärkung des Gewebes im Innern des Körpers eingesetzt werden. Gegen Krampfadern, Hämorrhoiden und Arteriosklerose kann man Silicea einnehmen.

Da die Elastizität von Haut und Bindegewebe mit zunehmendem Alter nachlässt, ist Silicea ein wichtiges Schüsslersalz für die Wechseljahre.

Silicea stärkt auch die Zellen des Immunsystems und kann daher die Abwehrkräfte steigern. So hilft es sowohl gegen die Neigung zu Infektionskrankheiten als auch bei der Ausheilung bestehender Infektionen und Entzündungsprozesse.

Insgesamt wirkt Silicea wie eine Art Stütze und zwar sowohl innerlich als auch äußerlich. Es hilft daher gegen Müdigkeit und Erschöpfungszustände, aber auch gegen Unruhe.

Anwendungsgebiete für Nr. 11 Silicea

Anti Aging
Blasensenkung
Brustknoten
Cellulite
Falten
Gefäßerschlaffung
Gewebe-Straffung
Glanzlose Haare
Haut-Straffung
Hängebrüste
Ischias
Knieschmerzen
Kopfschuppen
Krampfadern
Nervosität
Nächtlicher Harndrang
Orangenhaut
Osteopenie
Runzeln
Stabilität
Stumpfe Haare
Ständiger Harndrang
Vergesslichkeit
Zerstreutheit
Überreizung

Salben-Anwendungen

Afterjucken
Bindegewebsschwäche
Falten, Runzeln
Furunkel
Gicht
Juckreiz
Orangenhaut

Nr. 11 Silicea Steckbrief

Umgangssprachlich	Kieselerde
Chemischer Name	Kieselsäure
Beschaffenheit	Weißes Pulver
Regelpotenz	D12
Vorkommen im Körper	• Bindegewebe
Einsatzbereiche	• Bindegewebe • Haare • Haut
Hauptanwendungen	• Abwehrschwäche • Arteriosklerose • Bindegewebsschwäche
Verschlimmerung	• Bewegung, Kälte, Nachts
Verbesserung	• Wärme
Antlitzanalyse	• Glänzende Haut wie lackiert (Glasurglanz), • Wächsern gelbe oder blasse Hautfarbe, • Tiefliegende Augen, Schlupflider, • Lachfalten, Krähenfüße, • Kleinporige Haut, • Senkrechte Falten vor den Ohren, • Geheimratsecken, Trockene Nase
Besonderheiten	Bindegewebe-Stärkung

Merke!

Nr. 11 Silicea ist ein Salz des Bindegewebes.

Es stärkt das Gewebe, verschönert Haut und Haar.

Nr. 12 Calcium Sulfuricum

Calcium Sulfuricum ist das Schüssler-Salz der Gelenke und des Knorpels. Auch Leber und Galle können durch Calcium Sulfuricum gestärkt werden. In seiner Beziehung zu den Gelenken kann man Calcium Sulfuricum gegen Arthrose und rheumatische Gelenkentzündung verwenden.

Gelenke und Knorpel machen in den Wechseljahren häufig Probleme, weil sie durch jahrzehntelange Belastung abgenutzt sind. Außerdem verändert sich durch das hormonelle Ungleichgewicht die Beschaffenheit der Gelenke. Unter anderem werden die Gelenkkapseln steifer und unbeweglicher.

Ein weiteres typisches Einsatzgebiet von Calcium Sulfuricum ist seine Fähigkeit, eitrige Prozesse zu lindern. Dadurch ist Calcium Sulfuricum ein geeignetes Mittel gegen eitrige Angina, Nebenhöhlenvereiterungen, Furunkel und eitrige Bronchitis. Bei diesen und anderen chronischen Entzündungsvorgängen ist Calcium Sulfuricum oft besonders wirkungsvoll.

Anwendungsgebiete für Nr. 12 Calcium Sulfuricum

Abszesse
Arthrose
Adipositas
Akne
Bedrückung
Empfindsamkeit
Fettsucht
Furunkel
Gedächtnisschwäche
Glanzlose Haare
Krisenstimmung
Labilität
Nein-Sagen können
Schlaflosigkeit
Selbsteinschätzung
Selbstvertrauen
Sensibilität
Sinnsuche
Stumpfe Haare
Ständiger Harndrang
Unfruchtbarkeit
Übergewicht

Salben-Anwendungen

Abszesse,
Furunkel
Arthrose
Ekzeme,
Neurodermitis
Gicht,
Rheumatische Schmerzen

Nr. 12 Calcium Sulfuricum Steckbrief

Umgangssprachlich	Gips
Chemischer Name	Calciumsulfat
Beschaffenheit	Weißes Pulver
Regelpotenz	D6
Vorkommen im Körper	• Galle • Knorpel • Leber
Einsatzbereiche	• Gelenke
Hauptanwendungen	• Arthrose • Eiterungen • Rheuma
Verschlimmerung	• Wärme
Verbesserung	• Eisbehandlung
Antlitzanalyse	• Weiße alabasterartige Hautfärbung (wie Gips), • Wenig Zeichen im Gesicht zu erkennen, • Eventuell Altersflecken
Besonderheiten	Gelenk-Stärkung

Merke!

Nr. 12 Calcium Sulfuricum ist ein Salz der Gelenke.

Es hilft bei eitrigen Vorgängen im Körper.

Die 15 Ergänzungsmittel

Die Ergänzungsmittel der Schüssler-Salze wurden durch Schüler von Dr. Schüßler entdeckt und ihre Anwendungsgebiete erprobt und weiterentwickelt.

Je nach Autor gibt es 12 bis 15 Ergänzungsmittel. Sie werden jeweils erst dann anerkannt, wenn ihr Vorkommen im menschlichen Körper nachgewiesen ist.

Die Ergänzungssalze sind vor allem für spezielle Einsatzzwecke geeignet.

Die 15 Ergänzungsmittel		**Wirkt vor allem auf:**
Nr. 13	Kalium Arsenicosum	Haut, Lebenskraft
Nr. 14	Kalium Bromatum	Nervensystem, Haut
Nr. 15	Kalium Jodatum	Schilddrüse
Nr. 16	Lithium Chloratum	Rheumatische Erkrankungen, Nerven
Nr. 17	Manganum Sulfuricum	Eisenhaushalt
Nr. 18	Calcium Sulfuratum	Lebenskraft, Körpergewicht
Nr. 19	Cuprum Arsenicosum	Verdauungssystem, Nieren
Nr. 20	Kalium-Aluminium Sulfuricum	Verdauung, Nervensystem
Nr. 21	Zincum Chloratum	Stoffwechsel, Gebärmutter, Nerven
Nr. 22	Calcium Carbonicum	Lebenskraft, Anti Aging
Nr. 23	Natrium Bicarbonicum	Entschlackung, Übersäuerung
Nr. 24	Arsenum Jodatum	Haut, Allergien
Nr. 25	Aurum Chloratum Natronatum	Tagesrhythmus, Weibliche Fortpflanzungsorgane
Nr. 26	Selenium	Leber, Blutgefäße
Nr. 27	Kalium Bichromicum	Blut, Zuckerstoffwechsel

Nr. 13 Kalium Arsenicosum

Das Ergänzungsmittel Kalium Arsenicosum steht vor allem in Verbindung mit der Haut und mit der Lebenskraft.

Kalium arsenicosum wirkt Abmagerung entgegen, aber auch Unruhe, Nervosität und Schlaflosigkeit. Nervöse Herzbeschwerden und Reizbarkeit werden gelindert.

Besonders wichtig ist auch die Wirkung von Kalium Arsenicosum auf die Haut. Quälender Juckreiz kann sowohl durch die innere Einnahme der Tabletten als auch durch äußerliche Anwendung ein selbst angerührten Salbe gemildert werden.

Steckbrief	
Chemische Bezeichnung	Kaliumarsenit
Typische Potenz	D6
Vorkommen im Körper	Haut, Haare, Leber, Niere, Schilddrüse, Gehirn
Einsatz-Bereich als Schüssler-Salz	Haut, Lebenskraft
Hauptanwendungen	• Hauterkrankungen • Nervosität • Schwächezustände

Anwendungsgebiete für Nr. 13 Kalium Arsenicosum

Angstanfälle
Aufgeschwemmtheit
Blutarmut
Gedächtnisschwäche
Geschwollene Füße
Hautrisse
Juckreiz
Mundwinkelrhagaden
Müdigkeit
Nervosität
Panik-Attacken
Periodenkrämpfe
Pruritus
Reizbarkeit
Schlaflosigkeit
Schmerzempfindliche Haare
Schmerzempfindliche Haut
Vergesslichkeit
Ödeme
Überreiztheit

Salben-Anwendung:

Ekzeme, Neurodermitis, Juckreiz
Knochenentzündung, Knochenschmerzen
Muskelkrämpfe
Psoriasis, Schuppenflechte

Nr. 14 Kalium Bromatum

Viele Beschwerden, die nervös bedingt sind, werden durch die Gabe von Kalium Bromatum gelindert, z.B. Schlaflosigkeit und Kopfschmerzen. Kalium Bromatum kann man einsetzen, wenn die Heiße Sieben (Nr. 7. Magnesium Phosphoricum) versagt.

Kalium Bromatum ist auch angesagt, wenn man unter Schilddrüsenstörungen leidet, vor allem bei Schilddrüsen-Überfunktion und deren Folgebeschwerden wie Unruhe, Bluthochdruck und Abmagerung. Zudem hilft Kalium Bromatum gegen Entzündungen, vor allem der Schleimhäute.

Steckbrief	
Chemische Bezeichnung	Kaliumbromid
Typische Potenz	D12
Vorkommen im Körper	Hormondrüsen
Einsatz-Bereich als Schüssler-Salz	Nervensystem, Entzündungen
Hauptanwendungen	• Neuralgien • Schlaflosigkeit

Anwendungsgebiete für Nr. 14 Kalium Bromatum

Akne
Ausbleibende Periode
Brustschwellung
Depressionen
Durchschlaf-Probleme
Eierstockzysten
Erinnerungsvermögen
Gelbkörperhormon-Mangel
Kopfschmerzen
Mastopathie
Menstruationsbeschwerden
Migräne
Müdigkeit
Nervenschwäche
Nächtliches Aufwachen
PMS
PMS
Progesteron-Mangel
Schlafstörungen
Schleimhautentzündungen
Schmerzempfindliche Haare
Schmerzempfindliche Haut
Schuppen
Selbstvertrauen
Östrogen-Dominanz
Übererregbarkeit

Salben-Anwendung

Akne, Pickel, Hautausschlag
Psoriasis, Schuppenflechte
Schleimhautentzündungen

Nr. 15 Kalium Jodatum

Kalium Jodatum ist das Schilddrüsenmittel schlechthin. Es wird gegen alle Arten von Schilddrüsenstörungen eingesetzt, sei es eine Überfunktion, eine Unterfunktion oder ein Kropf. Kalium Jodatum wirkt nämlich regulierend auf die Schilddrüsenfunktion.

Besonders typisch für den Bedarf an Kalium Jodatum ist auch eine traurige Gemütsverfassung. Die Betroffenen sind oft weinerlich und neigen zu depressiven Verstimmungen. Kalium Jodatum hat auch eine ausgeprägte Wirkung auf Überreaktionen der Nerven, beispielsweise bei Neuralgien wie Ischias oder Trigeminusneuralgie.

Steckbrief	
Deutscher Name	Jodkalium
Chemische Bezeichnung	Kaliumjodid
Typische Potenz	D12
Vorkommen im Körper	Schilddrüse, Niere, Leber, Magen, Milz, Haut, Haare
Einsatz-Bereich als Schüssler-Salz	Stoffwechsel, Psyche
Hauptanwendungen	• Bluthochdruck • Niedergeschlagenheit • Schwäche

Anwendungsgebiete für Nr. 15 Kalium Jodatum

Akne
Aufgeschwemmtheit
Depressionen
Geschwollene Füße
Gleichgewichtsstörungen
Haarausfall
Herzschwäche
Hyperhidrosis
Ischias
Kopfschmerzen
Nervosität
Reizbarkeit
Schmerzempfindliche Haare
Schmerzempfindliche Haut
Schweißausbrüche
Schweißhände
Schwindel, Schwitzen

Salben-Anwendung:

Akne, Pickel
Gelenkentzündung,
Knochenentzündung
Hexenschuss, Ischias
Trigeminusneuralgie

Nr. 16 Lithium Chloratum

Lithium Chloratum dient in erster Linie der Ausscheidung von Abfall und Giftstoffen im Körper. Die Ausscheidung von Harnsäure und Harnstoff wird durch Lithium Chloratum gefördert.

Außerdem ist Lithium Chloratum ein geeignetes Mittel für die Behandlung von nervös bedingte Herzbeschwerden wie Herzstiche, Herzflattern oder Herzklopfen.

Auch Gefühlsschwankungen und Probleme mit der Lebensfreude können durch Lithium Chloratum gelindert werden.

Steckbrief	
Deutscher Name	Chlorlithium
Chemische Bezeichnung	Lithiumchlorid
Typische Potenz	D12
Vorkommen im Körper	Lunge
Einsatz-Bereich als Schüssler-Salz	Stoffwechsel, Ausscheidung
Hauptanwendungen	• Gicht • Missstimmung • Müdigkeits-Syndrom

Anwendungsgebiete für Nr. 16 Lithium Chloratum

Abwehrschwäche
Gefühlsschwankungen
Herzschwäche
Konzentrationsschwäche
Kopfschmerzen
Launenhaftigkeit
Lebensfreude
Lebenslust
Leistungsfähigkeit
Missmut
Müdigkeit
Selbstdisziplin
Selbsteinschätzung
Stabilität
Ständiger Harndrang
Wutausbrüche
Ärgerlichkeit
Überreizung

Salben-Anwendung:

Neurodermitis, Ekzeme
Gelenkentzündung,
Hexenschuss
Narbengewebe

Nr. 17 Manganum Sulfuricum

Als ergänzendes Schüssler-Salz wird Manganum Sulfuricum gerne zusammen mit Nr. 3. Ferrum Phosphoricum gegeben, beispielsweise um die Blutbildung zu unterstützen. Auch zur Bildung von Knorpeln und Knochen dient die Gabe von Manganum Sulfuricum, weshalb man Manganum Sulfuricum gegen Osteoporose und Arthrose einsetzen kann.

Durch Manganum Sulfuricum sollen auch die Blutgefäße elastisch gehalten werden und gesundheitsschädliche Plaques an den Innenwänden der Blutgefäße abgebaut und verhindert werden. Dadurch kann man Manganum Sulfuricum gegen Arteriosklerose anwenden.

Steckbrief	
Chemische Bezeichnung	Mangansulfat
Beschaffenheit	Weißer oder rosafarbener kristalliner Feststoff
Typische Potenz	D12
Vorkommen im Körper	Blut, Knorpel
Einsatz-Bereich als Schüssler-Salz	Blutbildung, Nervensystem, Stoffwechsel
Besonderheiten	Ergänzung zu Nr. 3
Hauptanwendungen	• Arthrose, Blutarmut • Osteoporose

Anwendungsgebiete für Nr. 17 Manganum Sulfuricum

Anämie
Beengungsgefühl
Blutungen, Blutverlust
Gedächtnisschwäche
Krampfadern
Mastopathie
Menstruationsbeschwerden
Muskelschmerzen
Osteopenie, Osteoporose
Schmerzempfindlichkeit
Schwindel, Stress
Wetterfühligkeit
Zu starke Menstruations-Blutungen

Salben-Anwendungen:

Arthrose, Gelenkschmerzen
Ekzeme, Flechten, Psoriasis
Muskelschmerzen , Zittern

Nr. 18 Calcium Sulfuratum

Das wichtigste Einsatzgebiet des Ergänzungssalzes Calcium Sulfuratum ist seine ausleitende Wirkung gegen Vergiftungen mit Schwermetallen, beispielsweise Amalgam.

Calcium Sulfuratum kann auch angesagt sein, wenn man bei gutem Appetit trotzdem abmagert. In solchen Fällen sollte man seinen Gesundheitszustand jedoch unbedingt ärztlich abklären lassen, denn hinter einer Abmagerung bei reichlich Appetit kann eine ernste innere Erkrankung stecken.

Steckbrief	
Deutscher Name	Kalziumsulfid
Chemische Bezeichnung	Calciumsulfid
Beschaffenheit	Farblose Kristalle
Typische Potenz	D12
Vorkommen im Körper	Haut, Schleimhäute, Muskeln
Einsatz-Bereich als Schüssler-Salz	Entgiftung, Stoffwechsel
Hauptanwendungen	• Abmagerung • Amalgamvergiftung • Rheuma

Anwendungsgebiete für Nr. 18 Calcium Sulfuratum

Ausleitung
Bindegewebsschwäche
Eingeschlafene Füße
Eingeschlafene Hände
Gewebe-Aufbau
Gewebe-Straffung
Glanzlose Haare
Haut-Straffung
Krampfadern
Nein-Sagen können
Schlaffes Gewebe
Selbsterfahrung
Spröde Fingernägel
Spröde Haare
Stumpfe Haare
Venenschwäche
Venenstauung
Verletzlichkeit
Übersäuerung

Salben-Anwendung:

Furunkel, Haut-Eiterungen
Schlecht heilende Wunden
Hämorrhoiden, Krampfadern, Venenschwäche
Neuralgien

Nr. 19 Cuprum Arsenicosum

Das Ergänzungsmittel Cuprum Arsenicosum wird vor allem gegen Krämpfe aller Art eingesetzt. Man kann Cuprum Arsenicosum beispielsweise gegen Wadenkrämpfe und andere Muskelkrämpfe anwenden. Cuprum Arsenicosum kann man auch gegen krampfartigen Husten und Asthma einsetzen.

Cuprum Arsenicosum wird außerdem gerne zur Stärkung des Immunsystems eingesetzt. Kupfer wirkt im menschlichen Körper als Gegenspieler des Eisens. Zur Regulierung des Eisenstoffwechsels, also auch der Blutbildung, sind gewisse Kupfermengen notwendig, wenn auch nicht zu viel.

Steckbrief	
Chemische Bezeichnung	Kupferarsenit
Typische Potenz	D12
Vorkommen im Körper	Leber, Galle
Einsatz-Bereich als Schüssler-Salz	Nervensystem, Haut, Verdauungsorgane
Hauptanwendungen	• Abwehrschwäche • Asthma • Schwermetallvergiftung

Anwendungsgebiete für Nr. 19 Cuprum Arsenicosum

Bindegewebsschwäche
Durchschlaf-Probleme
Falten
Frieren
Haut-Straffung
Ischias
Kalte Füsse
Kopfschmerzen
Krampfadern
Krämpfe
Menstruationsbeschwerden
Reizbarkeit
Schlaflosigkeit
Wadenkrämpfe
Wirbelsäulen-Probleme

Salben-Anwendung

Furunkel, Karbunkel
Krampfadern, Venenentzündung
Muskelkrämpfe,
Wadenkrämpfe, Ischias

Nr. 20 Kalium aluminium Sulfuricum

Das Ergänzungssalz Kalium aluminium Sulfuricum wirkt vor allem entkrampfend auf die Muskulatur der inneren Organe. Daher kann man es gegen Krämpfe des Verdauungsapparates und der Atmungsorgane einsetzen. Kalium aluminium Sulfuricum hilft gegen Reizhusten und Krampfhusten. Dadurch ergibt sich ein umfangreiches Einsatzspektrum.

Man kann es auch gegen trockene Haut und Schleimhäute verwenden. Kalium aluminium Sulfuricum eignet sich dadurch zur Behandlung von juckender, trockener Haut.

Steckbrief	
Deutscher Name	Alaun
Chemische Bezeichnung	Kalium-Aluminiumsulfat
Beschaffenheit	Weißes Pulver oder Kristalle
Typische Potenz	D12
Einsatz-Bereich als Schüssler-Salz	Haut, Muskeln
Besonderheiten	Kalium aluminium Sulfuricum kann metallisch schmecken.
Hauptanwendungen	• Blähungen • Reizhusten • Trockene Schleimhäute

Anwendungsgebiete für Nr. 20 Kalium aluminium Sulfuricum

Blasenschwäche
Gewebe-Schwund
Gleichgewichtsstörungen
Hängebrüste
Juckreiz
Konzentrationsfähigkeit
Kopfschmerzen
Müdigkeit
Nachtschweiß
Raue Haut
Schleimhaut-Atrophie
Schwindel
Selbsteinschätzung
Trockene Haut
Verstopfung

Salben-Anwendungen:

Ekzeme, Juckreiz,
Trockene Haut
Trockene Schleimhäute
Gelenkschmerzen

Nr. 21 Zincum Chloratum

Das Ergänzungssalz Zincum Chloratum kann man anwenden, um den Körper zur Aufnahme des wichtigen Spurenelementes Zink zu ermuntern. Zincum Chloratum soll helfen, das Immunsystem zu stärken und dadurch die Anfälligkeit für Infektionen zu verringern.

Auch die Fähigkeit der Haut, Wunden zu heilen, soll durch die Gabe von Zincum Chloratum verbessert werden. Man kann es also anwenden, wenn man Wunden hat, die über einen längeren Zeitraum nicht heilen wollen.

Steckbrief	
Chemische Bezeichnung	Zinkchlorid
Typische Potenz	D12
Vorkommen im Körper	Zellen, Immunsystem
Einsatz-Bereich als Schüssler-Salz	Immunsystem, Stoffwechsel, Wundheilung
Hauptanwendungen	• Abwehrschwäche • Nervenschwäche • Wunden

Anwendungsgebiete für Nr. 21 Zincum Chloratum

Akne
Anämie, Blutarmut
Dysmenorrhoe
Gedächtnisschwäche
Gewebe-Aufbau
Gleichgewichtsstörungen
Haarausfall
Hautjucken
Juckreiz
Kopfschmerzen
Krämpfe
Liebeskummer
Menstruationsbeschwerden
Migräne
Nächtlicher Harndrang
Periodenkrämpfe
Periodenschmerzen
Schlaflosigkeit
Schwindel
Selbstdisziplin
Stimmungsschwankungen
Ständiger Harndrang
Vergesslichkeit
Wetterfühligkeit
Zerschlagenheitsgefühl
Zerstreutheit

Salben-Anwendungen:

Herpes, Juckreiz
Muskelkrämpfe
Schlecht heilende Wunden

Nr. 22 Calcium Carbonicum

Calcium Carbonicum wird gerne eingesetzt, wenn Menschen eine Neigung zu Infektionskrankheiten haben, vor allem, wenn diese mit einem aufgequollenen Gesicht und geschwollenen Lymphknoten einhergehen.

Man wendet dieses Ergänzungsmittel zur Behandlung von Schnupfen, Ohrenentzündungen oder Halsschmerzen an. Auch bei schwacher Verdauung und der Neigung zu Hautentzündungen wird Calcium Carbonicum eingesetzt.

Steckbrief	
Deutscher Name	Kohlensaurer Kalk, Kreide, Calcit, Kalkstein, Marmor
Chemische Bezeichnung	Kalziumkarbonat, Calciumcarbonat
Beschaffenheit	Weißer Feststoff
Typische Potenz	D12
Vorkommen im Körper	Knochen, Lymphsystem
Einsatz-Bereich als Schüssler-Salz	Stoffwechsel, Haut
Hauptanwendungen	• Alterserscheinungen • Erkältungsneigung • Übergewicht

Anwendungsgebiete für Nr. 22 Calcium Carbonicum

Glanzlose Haare
Herzschwäche
Kopfschmerzen, Migräne
Müdigkeit
Osteopenie, Osteoporose
Reizbarkeit
Schlaflosigkeit
Schweißausbrüche
Schweißhände
Schwitzen
Spröde Fingernägel und Haare
Stress
Übererregbarkeit
Übergewicht

Salben-Anwendungen:

Ekzeme, Hautausschlag
Lymphknotenschwellungen
Osteoporose
Rundrücken, Skoliose

Nr. 23 Natrium Bicarbonicum

Das Ergänzungssalz Natrium Bicarbonicum wird vor allem zur Verbesserung der Stoffwechselvorgänge eingesetzt. Natrium Bicarbonicum soll gegen Abwehrschwäche helfen und dadurch die Neigung zu Erkältungen verringern.

Die Arbeit der Bauchspeicheldrüse und ihrer Inselzellen wird angeregt. Daher kann man Natrium Bicarbonicum als ergänzende Behandlung bei Diabetes einsetzen. Auch gegen Übergewicht kann man Natrium Bicarbonicum unterstützend zur Ernährungsumstellung anwenden.

Steckbrief	
Deutscher Name	Natron
Chemische Bezeichnung	Natriumbikarbonat
Beschaffenheit	Weißes Pulver
Typische Potenz	D12
Vorkommen im Körper	Leber
Einsatz-Bereich als Schüssler-Salz	Stoffwechsel, Ausscheidung
Hauptanwendungen	• Sodbrennen • Stoffwechselschwäche • Übersäuerung

Anwendungsgebiete für Nr. 23 Natrium Bicarbonicum

Abwehrschwäche
Bauchspeicheldrüsenschwäche
Diabetes
Fettsucht
Gicht
Knieschmerzen
Kopfschmerzen
Nachtschweiß
Saures Aufstoßen
Wirbelsäulen-Probleme
Wirbelsäulen-Verkrümmung
Zuckerkrankheit
Zuckerstoffwechsel
Übergewicht

Salben-Anwendung:

Ekzeme
Neurodermitis
Juckreiz
Hautausschlag
Hautentzündung
Hautrötungen

Nr. 24 Arsenum Jodatum

Arsenicum Jodatum passt vor allem bei Menschen, die mager und schwächlich sind und eingefallene Wangen haben. Verschiedene gesundheitliche Probleme bestehen bei ihnen aufgrund einer dauerhaften Erschöpfung.

Typische Beschwerden sind Entzündungen der Atmungsorgane, Verdauungsbeschwerden und Hautentzündungen. Auch bei Nachtschweiß kann man Arsenum Jodatum versuchen.

Steckbrief	
Chemische Bezeichnung	Arsentrijodid
Typische Potenz	D12
Vorkommen im Körper	Lymphknoten, Haut, Lunge
Einsatz-Bereich als Schüssler-Salz	Stoffwechsel
Hauptanwendungen	• Akne • Allergien • Heuschnupfen

Anwendungsgebiete für Nr. 24 Arsenum Jodatum

Bedrückung
Empfindsamkeit
Gelbkörperhormon-Mangel
Hautjucken
Herzschwäche
Hitzewallungen
Juckreiz
Lebensbejahung
Lebensfreude
Missmut
Nachtschweiß
PMS
Progesteron-Mangel
Pruritus
Selbstbehauptung
Selbstvertrauen
Verletzlichkeit
Verletztsein
Wechseljahrsbeschwerden
Wut
Ärgerlichkeit
Östrogen-Dominanz
Überreizung

Salben-Anwendung:

Ekzeme
Hautausschlag
Juckreiz
Pickel
Sehnenscheidenentzündung

Nr. 25 Aurum Chloratum Natronatum

Das Ergänzungssalz Aurum Chloratum Natronatum wird für alle Arten von Rhythmen im menschlichen Körper eingesetzt. Aurum Chloratum Natronatum ist daher für die typischen Probleme in den Wechseljahren wie geschaffen., vor allem bei Zyklusschwankungen

Aurum Chloratum Natronatum ist also ein Mittel gegen allerlei Frauenprobleme. Man kann es gegen Eierstocks- und Gebärmuttererkrankungen anwenden. Bei schweren Erkrankungen begleitend und in Absprache zur ärztlichen Behandlung.

Steckbrief	
Deutscher Name	Gold-Salz
Chemische Bezeichnung	Gold-Natriumchlorid
Typische Potenz	D12
Vorkommen im Körper	Zirbeldrüse, Herz, Leber
Einsatz-Bereich als Schüssler-Salz	Rhythmusstörungen, Frauenkrankheiten
Besonderheiten	Körper-Rhythmen
Hauptanwendungen	• Herzschwäche • Frauenbeschwerden • Schlafstörungen

Anwendungsgebiete für Nr. 25 Aurum Chloratum Natronatum

Ausbleibende Periode
Brustschwellung
Durchschlaf-Probleme
Dysmenorrhoe
Eierstockzysten
Gebärmuttersenkung
Gelbkörperhormon-Mangel
Myom
Nächtliches Aufwachen
PMS
Periodenschmerzen
Progesteron-Mangel
Schlaflosigkeit
Unregelmässige Periode
Wutausbrüche
Zyklus-Schwankungen
Ängste
Östrogen-Dominanz
Östrogen-Mangel

Salben-Anwendung:

Juckreiz, Warzen

Nr. 26 Selenium

Das Ergänzungssalz Selenium ist eigentlich kein Salz sondern ein chemisches Element. Nichtsdestotrotz ist das Element Selen für den menschlichen Körper ein wichtiges Spurenelement.

Das Schüssler-Salz Selenium fördert die Aufnahme des Elementes Selen aus der Nahrung und kann daher Selenmangel-Problemen vorbeugen und begegnen. Man kann Selenium zur Krebsvorsorge einnehmen. Auch zur Raucherentwöhnung und für andere Entgiftungs-Maßnahmen eignet sich Selenium. Selenium kann man außerdem zur begleitenden Diabetes-Behandlung anwenden.

Steckbrief	
Deutscher Name	Selen
Chemische Bezeichnung	Selen
Beschaffenheit	Graue, feste Kristalle
Typische Potenz	D12
Vorkommen im Körper	Leber
Einsatz-Bereich als Schüssler-Salz	Stoffwechsel, Zellschutz
Hauptanwendungen	• Erschöpfung • Leberschwäche • Leistungsfähigkeit

Anwendungsgebiete für Nr. 26 Selenium

Bedrückung
Denkblockade
Konzentrationsfähigkeit
Krisenstimmung
Lebensfreude
Lebenskraft
Nervenschwäche
Selbstvertrauen
Sinnsuche
Spannkraft
Stress
Thrombose
Wundsein
Zuckerkrankheit
Zuckerstoffwechsel

Salben-Anwendung:

Herpes

Nr. 27 Kalium Bichromicum

Das Ergänzungssalz Kalium Bichromicum steht in Verbindung mit dem Fettstoffwechsel. Es hilft der Leber bei der Regulierung der körpereigenen Cholesterin-Produktion. Dadurch soll Kalium Bichromicum gegen erhöhte Cholesterinwerte wirken.

Außerdem wird es angewendet, um Körperfett in Muskeln zu verwandeln, vor allem in Verbindung mit Sport. Dadurch kann man Kalium Bichromicum gegen Übergewicht einsetzen.

Steckbrief	
Deutscher Name	Doppeltchromsaures Kalium
Chemische Bezeichnung	Kaliumdichromat, Kaliumbichromat
Beschaffenheit	Orangerotes, kristallines Pulver
Typische Potenz	D12
Vorkommen im Körper	Leber
Einsatz-Bereich als Schüssler-Salz	Stoffwechsel, Blutgefäße
Hauptanwendungen	• Arteriosklerose • Diabetes • Übergewicht

Anwendungsgebiete für Nr. 27 Kalium Bichromicum

Adipositas
Aggressivität
Anämie
Blutarmut
Blutverlust
Brustknoten
Empfindsamkeit
Fettsucht
Leistungsfähigkeit
Migräne-Übelkeit
Sensibilität
Spannkraft
Übergewicht
Wut
Zorn
Zuckerkrankheit
Zuckerstoffwechsel

Salben-Anwendung:

Geschwüre
Schlecht heilende Wunden

Naturheilkunde für die Wechseljahre

Außer den Schüsslersalzen helfen auch andere naturheilkundliche Methoden sanft und erfolgreich gegen Wechseljahrsbeschwerden.

Man kann die Schüsslersalze sehr gut mit anderen Methoden der Naturheilkunde kombinieren.

Heilpflanzen gegen Wechseljahrsbeschwerden

Zahlreiche Heilpflanzen können gegen Wechseljahrsbeschwerden helfen. Es sind so viele hilfreiche Heilpflanzen, dass hier nur die wichtigsten aufgeführt werden können.

- Mönchspfeffer: stärkt die Progesteronproduktion.
- Traubensilberkerze: kurbelt die Produktion von Östrogenen und Progesteron an.
- Schafgarbe: stärkt die Progesteronproduktion.
- Frauenmantel: stärkt die Progesteronproduktion.
- Soja: wirkt Östrogen-ähnlich
- Rotklee: wirkt Östrogen-ähnlich

Lebensweise bei Wechseljahrsbeschwerden

Von der Lebensweise hängt stark ab, ob man sehr unter Wechseljahrsbeschwerden leidet oder nicht.

Es gibt einige Verhaltenstipps, die das Befinden in den Wechseljahren deutlich verbessern:

- Regelmäßige Bewegung: kurbelt die Hormonproduktion an und verbessert das Allgemeinbefinden.
- Yoga: stärkt die Hormonproduktion.
- Ernährung mit reichlich Obst und Gemüse: harmonisiert die Hormonsituation.
- Langes Duschen und Baden meiden: verhindert, dass die Haut zu stark austrocknet.
- Wechselduschen und Sauna: helfen gegen Hitzewallungen und fördern das Allgemeinbefinden.
- Ausreichend Schlaf: gibt die Kraft, die man braucht, um die Wechseljahre gut auszuhalten.

Schüssler-Kuren

Mit Schüssler-Kuren können Sie über den Zeitraum von drei bis sechs Wochen intensiv etwas für Ihre Gesundheit tun.

Schüssler-Kuren kann man durchführen, um sich einfach etwas besser zu fühlen oder um sich auf eine bestimmte Jahreszeit oder Situation einzustellen.

Man kann auch Schüssler-Kuren für bestimmte Organsysteme oder Krankheiten einsetzen.

Bei Schüssler-Kuren werden einerseits kurmäßig bestimmte Schüssler-Salz-Kombinationen eingenommen.

Hinzu kommt meistens die gezielte Anwendung einer oder mehrerer Schüssler-Salben.

Unterstützt wird die Kurwirkung durch Kräutertees, bestimmte Nahrungsempfehlungen und andere Maßnahmen, die Ihre Gesundheit gezielt im Rahmen der jeweiligen Kur fördern.

Dadurch haben Sie ein Rundum-Kurpaket, mit dem Sie Ihre Gesundheit gezielt fördern und Beschwerden lindern können.

Grundsätzliche Vorgehensweise bei Kuren

Bei einer Schüssler-Kur kann man einer generellen Anwendungsweise folgen.

Meistens drei Salze

Meistens kommen drei verschiedene Schüssler-Salze zum Einsatz. Man kann aber auch Schüsslerkuren mit mehr oder weniger Sorten Schüsslersalze durchführen.

Salbe zur Ergänzung

Zur Ergänzung wird häufig noch eine Schüssler-Salbe verwendet.

Man kann die Salbe zur Behandlung äußerlicher Schwierigkeiten, z.B. Hautprobleme oder Gelenkschmerzen anwenden. Oder man verwendet die Salbe, um über die Haut auf die innerliche Verfassung einzuwirken.

Start mit Schüssler-Heißgetränk

Damit Sie und Ihr Körper deutlich spüren, dass Sie in den nächsten Wochen in den Genuss einer Schüssler-Kur kommen werden, beginnen Sie die Kur mit einer Intensiv-Anwendung.

Dazu bereiten Sie sich ein Heißgetränk analog der Heißen Sieben.

Das geht folgendermaßen:

Nehmen Sie sich für den Start in die Sommer-Kur mindestens eine Viertelstunde Zeit, in der Sie entspannen können.

- Geben Sie die Schüssler-Salze für die Kur in eine Tasse: Jeweils 3 Tabletten von jeder Salz-Sorte.
- Gießen Sie dazu heißes Wasser, bis die Tasse voll ist.
- Warten Sie wenige Minuten, bis sich die Tabletten aufgelöst haben. **Achtung!** Keinen Metalllöffel zum Umrühren verwenden.
- Trinken Sie das Schüssler-Heißgetränk in kleinen Schlucken.

Wenn Ihnen nicht nach einem heißen Getränk zumute ist, lassen Sie das Getränk abkühlen und trinken Sie es kalt.

Diese Heißanwendung ermöglicht Ihren Körper gleich zu Anfang der Kur einen kräftigen Schwung der potenzierten Mineralsalze aufzunehmen.

Je nach Ihren persönlichen Vorlieben können Sie das Heißgetränk am Tag vor dem eigentlichen Kurbeginn einnehmen oder Sie starten morgens am ersten Kurtag mit dem Heißgetränk und nehmen an diesem Tag außerdem die Tabletten des intensiven ersten Kurtags ein.

3 Tage Intensiv-Einstieg

Die ersten drei Tage der Kur dienen einem intensiven Einstieg, damit Sie möglichst von Anfang an die fördernde Wirkung der Sommer-Kur genießen können.

Nehmen Sie in den ersten 3 Tagen 6 mal täglich von jedem der Kursalze eine Tablette.

Lassen Sie die Tabletten langsam im Munde zergehen.

Wenn einem 6 Einnahmen pro Tag zu häufig sind, kann man auch 3 mal täglich je 2 Tabletten von jedem Salz einnehmen, also jedes Mal 6 Tabletten.

Wichtig! Trinken Sie nach der Einnahme am besten ein Glas frisches Wasser, damit der Körper genügend Wasser hat, um eventuelle Giftstoffe ausscheiden zu können.

Gesamt-Kurdauer 3 - 6 Wochen

Reduzieren Sie die Einnahme nach den 3 Tagen auf 3 mal täglich.

Denken Sie jedes Mal daran, ein Glas Wasser zu trinken, nachdem Sie die Schüssler-Salze eingenommen haben.

Setzen Sie die Kur bis zu einer Gesamt-Kurdauer von 3 bis 6 Wochen fort.

Bei einer Gesamt-Kurdauer von 3 Wochen verbrauchen Sie je Salz-Sorte knapp ein Fläschchen mit 80 Tabletten.

Wenn diese Zeit um ist, kann man entweder eine Pause mit der Einnahme von Schüsslersalzen einlegen.

Oder man kann anhand des Befindens und der Antlitzzeichen überprüfen, ob man weiterhin die gleichen oder besser andere Schüsslersalze einnehmen will. Die Kureinnahme kann dann wiederholt werden.

Salben-Anwendung bei Kuren

Eine Schüssler-Salbe kann die Wirkung der Schüssler-Kur unterstützen

Verwenden Sie eine der folgenden Salben, wenn nicht anders empfohlen:

- Nr. 1. Calcium Fluoratum
- Nr. 11. Silicea

Die folgenden Anwendungsempfehlungen gelten, wenn keine andere Anwendungsweise für eine spezielle Kur empfohlen wird. Es sind Anwendungsvorschläge zur allgemeinen Stärkung und Verbesserung des Allgemeinbefindens.

Salben-Anwendung Morgens

Wenden Sie die Salbe morgens nach dem Aufstehen folgendermaßen an:

- Reiben Sie die Haut im Bereich des Brustbeins mit der Salbe ein.
- Klopfen Sie anschließend mit der lockeren Faust leicht auf die Mitte des Brustbeins.
- Dadurch werden die Abwehrkräfte gestärkt.
- Massieren Sie eine kleine Menge Salbe in beide Ohrläppchen ein.

- Kneten Sie die Ohrläppchen und zupfen Sie anschließend daran.
- Das macht munter und stärkt die Konzentrationsfähigkeit.
- Wenn Sie unter Beschwerden der Gelenke oder Muskeln leiden, reiben Sie die betroffenen Körperstellen gründlich mit der Salbe ein.

Die Salbe stärkt das Bindegewebe und lindert Schmerzen des Bewegungsapparates.

Salben-Anwendung Abends

Wenden Sie die Salbe am besten abends vor dem Schlafen folgendermaßen an:

- Reiben Sie die Haut im Bereich des Brustbeins mit der Salbe ein.
- Klopfen Sie anschließend mit der lockeren Faust leicht auf die Mitte des Brustbeins. Dadurch werden die Abwehrkräfte gestärkt.
- Reiben Sie die Salbe sanft in beide Ellenbeugen und an die Pulsstellen der Handgelenke ein.
- An diesen Stellen werden die Wirkstoffe der Salbe besonders gut aufgenommen. Stimmung und Wohlbefinden werden gefördert.
- Massieren Sie die Creme außen unterhalb der Kniescheiben ein. Das sind in der Akupressur die Punkte des göttlichen Gleichmuts. Sie helfen beim Entspannen und fördern das Einschlafen.
- Cremen Sie dünn Ihr Gesicht mit der Salbe ein. Über Nacht hat die Creme genug Zeit um einzuziehen und Ihre Gesichtshaut zu straffen und zu erfrischen.
- Wenn Sie eine Frau sind, reiben Sie Ihre Brüste mit der Creme ein und massieren Sie die Brüste dabei leicht. Dadurch werden die Brüste gestrafft und Hängebrüsten entgegengewirkt.
- Wenn Sie unter Beschwerden der Gelenke oder Muskeln leiden, reiben Sie dic bctroffenen Körperstellen grundlich mit der Salbe ein.

Begleitende Kur-Maßnahmen

Die Wirkung Ihrer Schüssler-Kur können Sie durch begleitende Schritte fördern und unterstützen.

Dadurch wird die Schüssler-Kur erheblich wirksamer als durch die alleinige Einnahme der Mineralsalze.

Wasser

Trinken Sie täglich mindestens 6 Gläser Wasser, bei Hitze oder starkem Schwitzen noch mehr.

Die Flüssigkeitsmenge, die man durch Kaffee, Tee und Säfte zu sich nimmt, reicht dann bei weitem nicht aus.

Damit der Flüssigkeitshaushalt reibungslos funktioniert, braucht man zusätzlich zum Wasser auch eine ausreichende Menge Salz. Bei einer normalen Ernährung reicht die über die Nahrung aufgenommene Salzmenge meistens aus. Aber wenn man sich salzarm ernährt, kann es bei Hitze zu einem Salzmangel kommen, der schlimme gesundheitliche Folgen haben kann, bis hin zum Tod.

Außer auf ausreichend Wasser muss man also auch auf ausreichende Salzzufuhr achten.

Obst

Essen Sie täglich eine oder mehrere große Portionen Obst passend zur Saison. Frisches Obst ist nicht nur wohlschmeckend und erfrischend, sondern enthält auch reichlich Mineralien und sekundäre Pflanzenwirkstoffe, die für die Gesundheit förderlich sind.

Manche Menschen vertragen Obst jedoch nicht gut, das liegt meistens an einer Fruktose-Unverträglichkeit. In diesen Fällen sollte man nicht so viel oder sogar kein Obst essen. Manche Obstsorten werden meist besser vertragen als andere. Man muss also etwas rumprobieren, um verträgliche Obstsorten herauszufinden.

Statt Obst kann auch Salat oder Gemüse die Gesundheit fördern.

Ergänzende Tipps zu Ihrer Kur

Sie können noch mehr tun, um ihre Schüssler-Kur zu einem vollen Erfolg zu machen.

Schlafen Sie ausreichend.

Im höheren Alter braucht man zwar weniger Schlaf als junge Menschen. Dennoch brauchen Körper und Seele genug Ruhe, um sich regenerieren zu können. Im Zweifelsfall ergänzt ein Mittagschlaf eine zu kurze Nachtruhe.

Bewegen Sie sich an frischer Luft.

Gehen Sie mindestens drei Mal pro Woche in die frische Luft und bewegen Sie sich dort ausgiebig, beispielsweise mit Gehen, Radfahren, Nordic Walking, Laufen, Schwimmen, Gartenarbeit. Bewegung stärkt Ihre Gesundheit.

Wandertag.

Gehen Sie einmal pro Woche den ganzen Tag in die freie Natur. Gehen Sie Wandern oder machen Sie eine Radtour. Das tut Körper und Seele gut.

Wechselduschen.

Stellen Sie beim Duschen mehrmals das kalte Wasser an, im Wechsel zum Warmwasser. Beenden Sie die Dusche mit kaltem Wasser. Vom Wechselduschen profitiert Ihr Immunsystem und der Kreislauf wird gestärkt.

Genussgifte vermeiden.

Vermeiden oder verringern Sie während der Kur nach Möglichkeit den Konsum von Nikotin, Alkohol und anderen Genussgiften. Genussgifte schaden Ihrer Gesundheit und verringern dadurch auch die volle Wirkung der Schüssler-Kur.

Ernähren Sie sich abwechslungsreich.

Eine gesunde Ernährung mit reichlich Obst und Gemüse fördert Ihre Gesundheit.

Schüssler-Kur für die Wechseljahre

Schüssler-Kuren können für jede Art von Beschwerden gezielt zusammengestellt und durchgeführt werden.

Man kann jedoch auch eine Schüssler-Kur durchführen, um das Allgemeinbefinden in der aktuellen Lebenssituation zu verbessern.

Wir haben eine Schüssler-Kur zusammengestellt, die besonders gut für Frauen in den Wechseljahren geeignet ist.

Sie hilft bei der Linderung von Beschwerden, unter denen viele Frauen während der Wechseljahre leiden, beispielsweise Hitzewallungen. Außerdem wirkt sie allgemein stärkend und fördert die Elastizität von Haut und Bindegewebe.

Folgende Schüssler-Salze bilden die Basis für die Schüssler-Wechseljahre-Kur:

- Nr. 1. Calcium Fluoratum
- Nr. 3. Ferrum Phosphoricum
- Nr. 7. Magnesium Phosphoricum

Diese Schüssler-Salze haben folgende Wirkungen, die sie für die Schüssler-Kur für die Wechseljahre geeignet machen:

Nr. 1. Calcium Fluoratum

- Lindert Wechseljahrsbeschwerden
- Gleicht Progesteron-Mangel aus
- Gleicht Östrogen-Mangel aus
- Wirkt ausgleichend auf das Gemüt
- Hilft gegen Gelenkschmerzen
- Hilft gegen Blasenschwäche
- Stärkt die Haare

Nr. 3. Ferrum Phosphoricum

- Lindert Hitzewallungen
- Wirkt ausgleichend auf das Gemüt
- Gleicht Hormonschwankungen aus
- Stärkt die Eierstöcke
- Hilft gegen Menstruationsbeschwerden
- Wirkt gegen ständige Müdigkeit
- Stärkt die Konzentration

- Stärkt die Haare

Nr. 7. Magnesium Phosphoricum

- Lindert Wechseljahrsbeschwerden
- Gleicht Progesteron-Mangel aus
- Gleicht Östrogen-Mangel aus
- Wirkt ausgleichend auf das Gemüt
- Stärkt die Eierstöcke
- Hilft gegen Menstruationsbeschwerden
- Lindert Migräne
- Lindert Krämpfe und Verkrampfungen
- Hilft gegen Wetterfühligkeit

Zum Einreiben können Sie folgende Schüssler-Salben im Wechsel verwenden:

- Salbe Nr. 1 Calcium Fluoratum
- Salbe Nr. 11 Silicea

Diese Salben sind sehr gut geeignet, um die anspruchsvolle Haut von Frauen in den Wechseljahren zu pflegen, weil sie:

- die Haut straffen
- Verhärtungen des Gewebes aufweichen
- die Bänder stärken
- das Bindegewebe elastischer machen

Zur Pflege der Haut des gesamten Körpers kann man Schüssler-Lotionen beider Mittel verwenden.

Die Durchführung der Kur entspricht der Beschreibung im Kapitel "Schüssler-Kuren" mit Heißgetränk, Intensiv-Einstieg und drei bis sechs Wochen Kurdauer.

Wichtige Anwendungsgebiete

Auf den folgenden Seiten finden Sie wichtige Anwendungsgebiete, bei denen Schüsslersalze helfen können.

Auf einen erklärenden Text folgen immer einige wichtige Informationen darüber, wann man zu Arzt muss und wie das Gesundheitsproblem behandelt werden kann.

Folgende Punkte werden aufgeführt:

Wann zum Arzt: Wann man zum Arzt gehen sollte.

Schulmedizin: Wie die Schulmedizin die Krankheit behandelt.

Heilpflanzen: Heilkräuter, die sich zur Behandlung eignen.

Hausmittel: Geeignete Hausmittel

Schüsslersalze-Behandlung: Besonders geeignete Schüsslersalze

Weitere Schüssler-Salze: Zusätzliche Schüsslersalze

Hinweise zur Anwendung

Bei den einzelnen Anwendungsgebieten schlagen wir Behandlungsweisen mit Schüsslersalzen vor.

Die meisten dieser Vorschläge beinhalten, dass man kurmäßig drei verschiedene Schüsslersalze in niedrigen Dosierungen einnimmt, eines morgens, eines mittags und das dritte am Abend:

- morgens: 2-3 Tabletten Mittel a
- mittags: 2-3 Tabletten Mittel b
- abends: 2-3 Tabletten Mittel c

Nach jeder Einnahme immer ein Glas Wasser trinken!

Man kann die Mittel jedoch auch anders einsetzen, wenn man andere Anwendungsvorlieben hat.

Weitere Anwendungsmöglichkeiten wären beispielsweise:

- Drei mal täglich von jedem der drei Salze jeweils eine.
- Nur ein Mittel, das am besten passt.
- Alle Mittel, die in Frage kommen.
- Hochdosiert bis zu 100 Tabletten täglich aus der Salze-Mischung.

Antriebsschwäche

Viele Frauen leiden in den Wechseljahren unter Antriebsschwäche. Die Hormonumstellungen belasten den Körper und die Seele, sodass nicht die volle Leistungsfähigkeit zur Verfügung steht. Häufig müssen Frauen in dieser Lebensphase zusätzlich hohe berufliche oder familiäre Anforderungen erfüllen, die zusätzlich belasten.

Antriebsschwäche kann auch ein erstes oder einziges Symptom für Depressionen sein, die ihrerseits häufig in den Wechseljahren auftreten. Wenn die Antriebsschwäche sehr stark ausgeprägt ist, sollte man sich nicht scheuen, die professionelle Hilfe eines Psychologen anzunehmen.

Antriebsschwäche kann durch eine Minderversorgung mit Mineralsalzen begünstigt werden. Mit Schüsslersalzen kann man dafür sorgen, dass der Körper die Mineralien aus der Nahrung wieder besser verwerten kann.

Wann zum Arzt: Bei ausgeprägter Leistungsschwäche

Schulmedizin: Evtl. Medikamente

Heilpflanzen: Johanniskraut, Rosmarin

Hausmittel: Kalte Fußbäder, Kombucha, Wasser trinken

Schüsslersalze-Behandlung:

- morgens: 2-3 Tabletten Nr. 5 Kalium Phosphoricum
- mittags: 2-3 Tabletten Nr. 6 Kalium Sulfuricum
- abends: 2-3 Tabletten Nr. 8 Natrium Chloratum

Weitere Schüssler-Salze: 7, 11

Arthrose

Durch die Hormonumstellung in den Wechseljahren wird das Bindegewebe unelastischer und schlechter versorgt. Zum Bindegewebe gehören auch Knorpel und Knochen. Daher ist es kein Wunder, das auch die Gelenke in Mitleidenschaft gezogen werden können.

Bei vielen Frauen beginnt während der Wechseljahre eine mehr oder weniger ausgeprägte Arthrose. Bei Arthrose nutzen sich die Knorpelflächen der Gelenke ab. Dadurch kommt es zu Schmerzen und Bewegungseinschränkungen.

Ganz verkehrt wäre es, bei Arthrose die Bewegung vollständig einzustellen. Die Gelenke brauchen Bewegung, um Gelenkschmiere zu bilden. Die Gelenkschmiere schmiert nicht nur die Gelenke, sondern ernährt auch den Knorpel. Dadurch können die Arthrose-Beschwerden wieder nachlassen, wenn man sich regelmäßig bewegt. Natürlich sollte man die Bewegung nicht übertreiben, sondern mit Vorsicht angehen.

Schüsslersalze können helfen, dass die Gelenke mit den wichtigen Mineralsalzen versorgt sind. So kann die Heilung gefördert werden.

Wann zum Arzt: Bei starker Bewegungseinschränkung

Schulmedizin: Schmerzmittel, Salben, Künstliche Gelenke

Heilpflanzen: Teufelskralle, Beinwell, Kampfer

Hausmittel: Regelmäßige Bewegung, Gelatine-Kapseln, Viel trinken, Schwedenkräuter

Schüsslersalze-Behandlung:

- morgens: 2-3 Tabletten Nr. 1 Calcium Fluoratum
- mittags: 2-3 Tabletten Nr. 8 Natrium Chloratum
- abends: 2-3 Tabletten Nr. 11 Silicea

Weitere Schüssler-Salze: 2, 3, 6, 9, 12, 17

Bartwuchs / Hirsutismus

Schon zu Beginn der Wechseljahre bekommen viele Frauen einen leichten Bartwuchs, der nach und nach immer stärker wird.

Bei einigen Frauen sprießen die Barthaare nur über der Oberlippe. Das ist bei dunkelhaarigen Frauen oft auch schon vor der Wechseljahren der Fall.

Bei anderen Frauen wachsen auch Barthaare am Kinn, erst nur einzelne, dann immer mehr, bis sich ein schwaches Ziegenbärtchen bildet.

Dieser Bartwuchs hängt damit zusammen, dass die weiblichen Hormone insgesamt weniger werden. Vor allem der Progesteronmangel macht sich hier deutlich bemerkbar. Dadurch wirken sich die männlichen Hormone (Androgene), vor allem das Testosteron, stärker aus. Frauen produzieren zwar nur geringe Mengen männliche Hormone, aber wenn die weiblichen Hormone nachlassen, reichen die geringen Mengen der männlichen Hormone aus, um den Bart wachsen zu lassen.

Am Anfang reicht es meistens, die sprießenden Barthaare hin und wieder einzeln auszuzupfen, wenn man sie wieder loswerden will.

Im Laufe der Zeit kann es notwendig werden, sie regelmäßig zu rasieren, wenn man ein bartfreies Gesicht haben will.

Durch Laserbehandlungen kann man die vorhandenen Barthaare dauerhaft entfernen, aber neue Haare können an anderen Stellen sprießen.

Mit Schüsslersalzen kann man die hormonelle Situation ausgleichen, sodass der Bartwuchs nicht überhand nimmt.

Hausmittel: Auszupfen, rasieren

Schüsslersalze-Behandlung:

- morgens: 2-3 Tabletten Nr. 1 Calcium Fluoratum
- mittags: 2-3 Tabletten Nr. 2 Calcium Phosphoricum
- abends: 2-3 Tabletten Nr. 7 Magnesium Phosphoricum

Weitere Schüssler-Salze: 14, 24, 25

Belastungs-Inkontinenz

Bei vielen Frauen kommt es in der Zeit der Wechseljahre zu einer Belastungs-Inkontinenz. Bei einer Belastungs-Inkontinenz kann man bei bestimmten Belastungen, wie Husten, Niesen oder Springen, das Wasser in der Blase nicht mehr halten. Einzelne Harn-Spritzer gehen ab.

Die Belastungs-Inkontinenz entsteht meistens durch eine Kombination aus einem schwachen Beckenboden und einer Gebärmutter- oder Blasensenkung. Oft kommt es nach Geburten zu Senkungen.

In den Wechseljahren verschlimmert sich die Situation, weil die Hormonumstellung das Bindegewebe schwächt, sodass sowohl eine eventuelle Senkung als auch eine Beckenbodenschwäche stärker werden.

Um den Beckenboden zu stärken, hilft es, ihn regelmäßig zu trainieren, indem man die Beckenbodenmuskeln anspannt.

Mithilfe von Schüssler-Salzen kann man das Bindegewebe und die inneren Organe stärken. Dadurch kann man die Belastungs-Inkontinenz verringern oder möglicherweise sogar ganz zum Verschwinden bringen.

Wann zum Arzt: Bei Problemen im Alltag.

Heilpflanzen: Bärentraube, Cranberries, Schachtelhalm

Hausmittel: Beckenbodentraining, Autogenes Training

Schüsslersalze-Behandlung:

- morgens: 2-3 Tabletten Nr. 1 Calcium Fluoratum
- mittags: 2-3 Tabletten Nr. 5 Kalium Phosphoricum
- abends: 2-3 Tabletten Nr. 11 Silicea

Weitere Schüssler-Salze: 9, 10

Bindegewebsschwäche

Ein schwaches Bindegewebe kann viele Auswirkungen haben. Typische Beschwerden durch Bindegewebsschwäche sind Krampfadern, Leistenbruch, schlaffe Haut, Falten. Die Neigung zu schwachem Bindegewebe ist meistens angeboren.

Durch die Lebensweise, Ernährung und Mineralstoffversorgung kann die Elastizität und Stärke des Bindegewebes jedoch beeinflusst werden. Mit zunehmendem Alter lässt die Elastizität des Bindegewebes meistens nach. Vor allem in den Wechseljahren kann das Bindegewebe in relativ kurzer Zeit an Kraft verlieren.

Wichtig ist regelmäßige Bewegung, ausreichend trinken und eine ausgewogene Ernährung.

Wann zum Arzt: Bei Verletzungen, z.B. Verstauchung.

Schulmedizin: Regelmäßiger Sport

Heilpflanzen: Ackerschachtelhalm

Hausmittel: Ausreichend trinken, Einreibungen

Schüsslersalze-Behandlung:

- morgens: 2-3 Tabletten Nr. 1 Calcium Fluoratum
- mittags: 2-3 Tabletten Nr. 8 Natrium Chloratum
- abends: 2-3 Tabletten Nr. 11 Silicea
- Schüssler-Salbe Nr. 11 Silicea zum Einreiben

Weitere Schüssler-Salze: 17, 18, 19

Blasenentzündung

Blasenentzündungen gehören normalerweise nicht zu den klassischen Wechseljahrsbeschwerden, denn Frauen jeden Alters können an Blasenentzündungen erkranken.

Doch in den Wechseljahren erkranken viele Frauen das erste Mal an einer Blasenentzündung und neigen häufig fortan zu dieser quälenden Erkrankung.

Der Grund für das erstmalige Auftreten von Blasenentzündungen während der Wechseljahre sind vor allem die trockenen Schleimhäute, die typisch für die Wechseljahre sind (siehe Seite 119).

Auch die Blase ist mit Schleimhaut ausgekleidet. Diese Schleimhaut sorgt dafür, dass die Blase gesund bleibt und der saure Urin nicht das Gewebe der Blase angreifen kann.

Doch wenn die Schleimhaut trockener wird, funktioniert sie auch schlechter und kann ihre Schutzfunktion nur noch eingeschränkt ausüben.

Außerdem werden die Schleimhäute des Genitalbereiches trockener und weniger leistungsfähig, sodass die Darmbakterien sich dort leichter festsetzen und zur Blase wandern können.

Hinzu kommt, dass viele Frauen in den Wechseljahren eine mehr oder weniger ausgeprägte Blasensenkung haben. Die Blase gerät dadurch unter Druck und kann sich oft nicht vollständig entleeren. Die verbleibenden Urinreste reizen die Blasenschleimhaut zusätzlich.

Um Blasenentzündungen vorzubeugen, sollte man immer viel trinken, um die Blase gut durchzuspülen. Außerdem ist es wichtig, die Füße und den Unterleib immer gut warm zu halten.

Zu Beginn einer Blasenentzündung ist es hilfreich, wenn man extrem viel trinkt (3 Liter in 4 Stunden), am besten Blasentee. Außerdem sollte man häufig zur Toilette gehen und sich unbedingt sehr warm halten. Wenn man Glück hat, kann man dadurch die Blasenentzündung im Keim ersticken.

Wichtiger Hinweis: Bei der Behandlung einer Blasenentzündung ist es wichtig zu wissen, dass man nur leichte Blasenentzündungen ohne Antibiotika auskurieren kann. Sobald eine Blasenentzündung schwerer verläuft oder gar Fieber auftritt, muss man unbedingt den Arzt aufsuchen und sich Antibiotika verschreiben lassen. Eine schwere Blasenentzündung kann sich relativ leicht zu einer Nierenbeckenentzündung entwickeln, die im Ernstfall sogar tödliche Folgen haben kann. Mit einer Blasenentzündung ist also nicht zu spaßen.

Schüsslersalze können dazu beitragen, dass man künftig keine Blasenentzündungen mehr bekommt. Wenn eine Blasenentzündung erst einmal akut ist, kann man mit Schüsslersalzen die Beschwerden lindern und den Verlauf verbessern. Als alleinige Behandlung einer akuten Blasenentzündung reichen Schüsslersalze jedoch nicht aus.

Wann zum Arzt: bei starken Beschwerden, Blut im Urin oder Fieber

Schulmedizin: Antibiotika

Heilpflanzen: Bärentraubenblätter, Birke, Hauhechel

Hausmittel: Viel trinken, warmes Fußbad, Wärmflasche

Schüsslersalze-Behandlung:

- morgens: 2-3 Tabletten Nr. 3 Ferrum Phosphoricum
- mittags: 2-3 Tabletten Nr. 4 Kalium Chloratum
- abends: 2-3 Tabletten Nr. 9 Natrium Phosphoricum

Weitere Schüssler-Salze: 12, 16, 21

Brustknoten

Durch Östrogen-Dominanz kann es in den Wechseljahren auch häufig zu Knoten in der Brust kommen.

Die meisten dieser Knoten sind gutartig. Doch weil auch immer die Gefahr besteht, dass ein Brustkrebs entstehen kann, sollte man jeden Brustknoten sorgfältig vom Arzt untersuchen lassen.

Manche Frauen bekommen immer wieder neue Brustknoten, sodass es für sie eine starke psychische Belastung ist, weil sie bei jedem Knoten eine berechtigte Angst vor Krebs haben.

Meistens treten die Brustknoten zusammen mit Brustschwellung und Schmerzen auf, sodass die betroffenen Frauen auch noch körperliche Beschwerden haben.

Gegen die Neigung zu häufigen Brustknoten kann eine äußerliche Behandlung mit Progesteron-Gel helfen.

Auf eine östrogenreiche Hormonersatztherapie sollten Frauen mit Brustknoten unbedingt verzichten. Eine Östrogenbehandlung verstärkt nämlich das Risiko an Brustkrebs zu erkranken.

Mit Schüsslersalzen kann man das hormonelle Gleichgewicht wieder verbessern und so der Entstehung von Brustknoten entgegenwirken.

Wann zum Arzt: Beim Auftreten von Brustknoten.

Schulmedizin: Evtl. Operation

Heilpflanzen: Yams-Wurzel, Frauenmantel, Schafgarbe

Hausmittel: Quarkwickel, Schwedenkräuter-Umschlag

Schüsslersalze-Behandlung:

- morgens: 2-3 Tabletten Nr. 1 Calcium Fluoratum
- mittags: 2-3 Tabletten Nr. 9 Natrium Phosphoricum

- abends: 2-3 Tabletten Nr. 11 Silicea

Weitere Schüssler-Salze: 27

Brustschmerzen / Mastopathie

Vor allem in der ersten Hälfte der Wechseljahre kommt es häufig zu geschwollenen, schmerzenden Brüsten.

Dieses Phänomen hängt mit dem Progesteronmangel und der daraus resultierenden Östrogen-Dominanz zusammen.

Durch die Östrogen-Dominanz schwellen die Brustdrüsen und das gesamte Brustgewebe an. Da die Brüste diese Schwellung nicht gewöhnt sind, entstehen Schmerzen.

Manchmal treten sogar einige Tropfen Milch aus der Brust aus. Dies passiert, wenn zusätzlich noch der Prolaktin-Spiegel erhöht ist - ein relativ häufiges Phänomen.

Gegen die schmerzhaft geschwollene Brust helfen kühlende Quarkwickel oder Schwedenkräuter-Umschläge.

Effektive Erleichterung kann auch eine Progesteron-Creme bringen, die man auf die Brust einreibt. Das muss man aber regelmäßig tun, um einen spürbaren Effekt zu erhalten.

Schüsslersalze können gegen die Östrogen-Dominanz helfen und somit auch gegen die Brustschmerzen. Für eine wirksame Erleichterung wendet man die Schüsslersalze am besten über einen längeren Zeitraum als Kur an, bis die Hormone besser ausgeglichen sind.

Wann zum Arzt: bei starken Schmerzen.

Schulmedizin: Progesteron-Gel oder Creme

Heilpflanzen: Yams-Wurzel, Frauenmantel, Schafgarbe

Hausmittel: Quarkwickel, Schwedenkräuter-Umschlag

Schüsslersalze-Behandlung:

- morgens: 2-3 Tabletten Nr. 1 Calcium Fluoratum
- mittags: 2-3 Tabletten Nr. 2 Calcium Phosphoricum
- abends: 2-3 Tabletten Nr. 7 Magnesium Phosphoricum
- Salbenumschlag mit Nr. 7 Magnesium Phosphoricum

Weitere Schüssler-Salze: 14, 17, 25

Depressionen

In den Wechseljahren kommt es relativ häufig zu mehr oder weniger stark ausgeprägten Depressionen.

Zum einen bringen die Hormonschwankungen das seelische Gleichgewicht durcheinander. Außerdem sind die Wechseljahre für viele Frauen eine seelische Belastung, weil die Zeit der Jugend endgültig vorbei ist. In unserer Gesellschaft gilt Jugendlichkeit als so wichtig, dass ihr Verlust von vielen Frauen als sehr schmerzlich erlebt wird.

So kommen mehrere Faktoren zusammen, die Depressionen fördern können.

Auch wenn die Depressionen von den Wechseljahren begünstigt werden können, handelt es sich dennoch nicht um eine spezielle Form der Depression. Sie können genau so behandelt werden wie Depressionen in anderen Lebensphasen.

Schüssler-Salze können die Stoffwechselsituation so verbessern, dass die Behandlung der Depressionen leichter wird.

Wann zum Arzt: Bei Verdacht auf Depressionen

Schulmedizin: Medikamente, Psychotherapie

Heilpflanzen: Johanniskraut, Melisse

Hausmittel: Kaltwasser-Anwendungen, Bewegung

Schüsslersalze-Behandlung:

- morgens: 2-3 Tabletten Nr. 5 Kalium Phosphoricum
- mittags: 2-3 Tabletten Nr. 6 Kalium Sulfuricum
- abends: 2-3 Tabletten Nr. 7 Magnesium Phosphoricum

Weitere Schüssler-Salze: 11, 14, 15, 17, 22

Eierstockzysten

Weil in den Wechseljahren nur noch selten Eier heranreifen, kommt es relativ häufig zu Eierstockzysten.

Diese Zysten entstehen, wenn der Follikel im Eierstock mit aller Kraft, aber vergeblich, versucht, ein Ei reifen zu lassen. Durch die vergebliche Anstrengung des Follikels bläht er sich auf. Der Follikel kann mehrere Zentimeter groß werden, er ist zur Zyste geworden.

Das Vorhandensein einer Zyste verhindert weitgehend die Progesteronproduktion. Dies wiederum verhindert künftige Eisprünge. So kann eine Zyste für geraume Zeit bestehen.

Wenn eine Zyste vorhanden ist, kann es zu sehr langen und starken Blutungen kommen. In manchen Fällen hört die Blutung nicht mehr von selber auf. Dann sollte man unbedingt einen Frauenarzt aufsuchen. Meistens wird eine kurzzeitige Gestagen-Behandlung die Blutung stoppen können.

Manche Frauen bekommen während ihrer Wechseljahre immer wieder neue Zysten. Die Neigung zur Zystenbildung endet, wenn der Eierstock nicht mehr versucht, Eier zu produzieren.

Wann zum Arzt: Bei Beschwerden, z.B. langen oder starken Blutungen

Schulmedizin: Gestagene, Ausschabung, evtl. Eierstockentfernung

Heilpflanzen: Mönchspfeffer, Schafgarbe, Frauenmantel

Hausmittel: Papaya-Kerne kauen, Bockshornklee-Sprossen

Schüsslersalze-Behandlung:

- morgens: 2-3 Tabletten Nr. 1 Calcium Fluoratum
- mittags: 2-3 Tabletten Nr. 3 Ferrum Phosphoricum
- abends: 2-3 Tabletten Nr. 7 Magnesium Phosphoricum

Weitere Schüssler-Salze: 14, 25

Eisenmangel

Blutarmut und Eisenmangel können in den Wechseljahren entstehen, wenn man besonders starke oder lang andauernde Periodenblutungen hat.

Solche Blutungen sind vor allem in der ersten Hälfte der Wechseljahre häufig, wenn der Progesteronmangel im Vordergrund steht.

Häufig stehen extrem lange Blutungen mit Zysten in Verbindung.

Wenn die Blutungen sehr lang andauern oder extrem stark sind, sollte man unbedingt einen Arzt aufsuchen, der die aktuelle Ursache herausfindet und behandelt.

Auch wenn die Blutungen nicht extrem sind, kann es zu Eisenmangel kommen, wenn die Blutungen häufig stark ausfallen. Vor allem, wenn Sie nicht viel rotes Fleisch essen, ist ein Eisenmangel schnell entstanden.

Einen Eisenmangel kann man einerseits an Blässe und mangelnder Leistungsfähigkeit erkennen. Häufig hat auch die Haut Probleme mit der Heilung. Bei vielen Betroffenen kommt es zu schmerzhaften Einrissen in den Mundwinkeln, den sogenannten Mundwinkelrhagaden.

Um die Eisenspeicher wieder aufzufüllen, braucht man Eisenpräparate oder jede Menge Fleischmahlzeiten.

Mit Schüssler-Salzen können Sie dem Körper helfen, das Eisen aufzunehmen und im Körper zu verarbeiten.

Wann zum Arzt: Bei sehr starken Blutung oder Erschöpfung

Schulmedizin: Eisenpräparate

Heilpflanzen: Brennnessel, Ginseng, Minze

Hausmittel: Kürbiskerne, Zuckerrübensirup, Vitamin C

Schüsslersalze-Behandlung:

- morgens: 2-3 Tabletten Nr. 3 Ferrum Phosphoricum
- mittags: 2-3 Tabletten Nr. 2 Calcium Phosphoricum
- abends: 2-3 Tabletten Nr. 3 Ferrum Phosphoricum

Falten

Die gefürchteten Falten beginnen häufig schon ganz allmählich in den Dreißigern. Doch erst in den Vierzigern oder Fünfzigern werden sie deutlicher sichtbar.

Das fällt zeitlich in die Zeit der Wechseljahre. Doch auch die Ursache für verstärkte Faltenbildung hängt mit den Wechseljahren zusammen, weil durch den sinkenden Östrogenspiegel das Gewebe und die Haut schlaffer werden.

In gewisser Weise hängen Falten ganz natürlich mit dem Älterwerden zusammen. Erfahrungsgemäß ist man am zufriedensten, wenn man die Alterserscheinungen akzeptiert und nicht um jeden Preis dagegen ankämpft.

Man kann die Faltenbildung jedoch erheblich verlangsamen und sich lange ein frisches Aussehen erhalten.

Für die Haut ist es ganz wichtig, dass man viel trinkt, damit das Gewebe und die Haut gut versorgt werden können.

Schüssler-Salze können helfen, die Haut mit den nötigen Mineralstoffen gut zu versorgen und elastisch zu erhalten.

Schulmedizin: Botox-Spritzen, Operationen

Heilpflanzen: Aloe vera, Efeu, Königskerze

Hausmittel: Kaltwasser-Anwendungen, viel trinken, Gurken-Maske

Schüsslersalze-Behandlung:

- morgens: 2-3 Tabletten Nr. 1 Calcium Fluoratum
- mittags: 2-3 Tabletten Nr. 8 Natrium Chloratum
- abends: 2-3 Tabletten Nr. 11 Silicea

Weitere Schüssler-Salze: 19

Gallenbeschwerden

Die Gallenblase dient der Aufbewahrung des Gallensaftes. Der Gallensaft wird für die Fettverdauung gebraucht und von der Leber hergestellt.

Wenn die Gallenblase schwach ist, kann sie nicht genügend Gallensaft speichern. Bei fettreichen Mahlzeiten steht dann nicht genügend Gallensaft zur Verdauung zur Verfügung.

Bei einem unausgewogenen Zusammensetzung des Gallensaftes kann es zur Steinbildung in der Gallenblase kommen. Wenn solche Steine ausgestoßen werden, kommt es zu einer überaus schmerzhaften Gallenkolik.

Durch die Östrogen-Dominanz in der ersten Hälfte der Wechseljahre kommt es besonders häufig zu Gallensteinen. Daher treten Gallenprobleme verstärkt in den Wechseljahren auf. Daher hilft es auch der Galle, wenn man die Östrogendominanz behandelt.

Mit Schüsslersalzen kann man die Leber anregen, mehr Gallensaft zu produzieren. Außerdem wird die Gallenblase gestärkt.

Zur Behandlung der Gallenschwäche kann man die Schüsslersalze innerlich anwenden. Außerdem kann man etwa einmal in der Woche einen Leber-Umschlag auflegen.

Wann zum Arzt: Bei erheblichen Verdauungsbeschwerden oder Kolik

Schulmedizin: Medikamente, Operation

Heilpflanzen: Mariendistel, Löwenzahn, Eberwurz, Enzian, Wermut

Hausmittel: Propolis, Schwedenkräuter, Wärmflasche

Schüsslersalze-Behandlung:

- morgens: 2-3 Tabletten Nr. 3 Ferrum Phosphoricum
- mittags: 2-3 Tabletten Nr. 9 Natrium Phosphoricum
- abends: 2-3 Tabletten Nr. 10 Natrium Sulfuricum

Weitere Schüssler-Salze: 16, 19, 23

Gebärmuttersenkung / Blasensenkung

Durch das geschwächte Bindegewebe kommt es in den Wechseljahren häufig zu einer Gebärmuttersenkung und/oder einer Blasensenkung. Zwar senkt sich die Gebärmutter oft auch schon nach Geburten etwas ab, aber in den Wechseljahren wird die Situation noch schwieriger.

Gebärmutter und Blase werden durch bindegewebige Bänder im unteren Bauchraum festgehalten und positioniert. Von unten werden beide Organe durch die Muskeln und das Bindegewebe des Beckenbodens gehalten.

Wenn die Elastizität und Kraft des Bindegewebes in den Wechseljahren nachlässt, dann funktioniert das Festhalten von Blase und Gebärmutter nicht mehr so gut.

Ein eventuell vorhandener dicker Bauch kommt als zusätzliche Last noch hinzu, die von oben nach unten drückt.

Die Folge davon ist, dass Gebärmutter und Blase tiefer ins Becken sinken. Dadurch kommt es häufig zu Funktionsstörungen.

Die gesunkene Gebärmutter kann manchmal Schmerzen beim Geschlechtsverkehr verursachen.

Durch die gesunkene Blasenentzündung kommt es häufiger zu Blasenentzündungen (siehe Seite 80). Außerdem verspürt man häufigeren Harndrang und es kann beim Husten, Niesen oder Springen zu unwillkürlichem Harnabgang kommen (siehe "Belastungs-Inkontinenz" auf Seite 79).

Gegen die Auswirkungen von Gebärmutter- und Blasensenkung hilft regelmäßiges Beckenbodentraining.

Schüsslersalze können helfen, das Bindegewebe zu stärken.

Hausmittel: Beckenboden-Training

Schüsslersalze-Behandlung:

- morgens: 2-3 Tabletten Nr. 1 Calcium Fluoratum

- mittags: 2-3 Tabletten Nr. 8 Natrium Chloratum
- abends: 2-3 Tabletten Nr. 11 Silicea

Weitere Schüssler-Salze: 17, 18, 19

Gedächtnisschwäche

Gedächtnisschwäche kann viele Ursachen haben.

In den Wechseljahren tritt häufig eine besondere Art der Gedächtnisschwäche auf, die mit den Hormonschwankungen im engen Zusammenhang steht.

Durch die auf und ab schwankenden Hormone kommt die Chemie im Gehirn etwas durcheinander. Dadurch kommt es unter anderem zu Konzentrationsstörungen und Gedächtnisschwäche.

Die Ausfallerscheinungen können die betroffenen Frauen durchaus erschrecken, weil oft eine schwerwiegendere Ursache hinter den Gedächtnisproblemen befürchtet wird.

Wenn sich die Hormone wieder eingependelt haben, verschwindet die Gedächtnisschwäche von selber wieder.

Bis dahin kann man durch Behandlung der Hormonschwankungen für Besserung sorgen.

Schüsslersalze können helfen, das Gedächtnis wieder zu verbessern, weil sie für Ausgewogenheit im Mineralhaushalt sorgen. So können auch die Zellen im Gehirn wieder besser arbeiten.

Wann zum Arzt: Bei ausgeprägter Gedächtnisschwäche

Schulmedizin: Medikamente je nach Ursache, Vitamin B

Heilpflanzen: Ginkgo, Kalmus, Melisse

Hausmittel: Propolis, Blütenpollen, Schwedenkräuter

Schüsslersalze-Behandlung:

- morgens: 2-3 Tabletten Nr. 3 Ferrum Phosphoricum
- mittags: 2-3 Tabletten Nr. 5 Kalium Phosphoricum
- abends: 2-3 Tabletten Nr. 8 Natrium Chloratum

Weitere Schüssler-Salze: 12, 13, 14, 17, 19, 21

Gelenkschmerzen

In den Wechseljahren lässt einerseits die Elastizität der Knorpel nach, sodass es zu Arthrose kommen kann.

Auch die Gelenkkapseln aus Bindegewebe und die Bänder werden starrer und weniger elastisch.

Dadurch kommt es einerseits zu Steifheit in den Gelenken und andererseits häufig zu Schmerzen.

Die steifen, schmerzenden Gelenke können innerhalb kurzer Zeit dafür sorgen, dass man sich um Jahre gealtert fühlt.

Man kann jedoch einiges dafür tun, um die Gelenke wieder elastischer werden und weniger schmerzen.

Vor allem sollte man sich regelmäßig bewegen, jedoch ohne es zu übertreiben. Bei der Bewegung ist nicht nur der sportliche Aspekt wichtig, sondern auch gezielte Übungen zur Beweglichkeit. Dazu eignen sich beispielsweise Gymnastik, Stretching oder Yoga.

Mithilfe von Schüsslersalzen kann man die Elastizität der Gelenkkapseln und Bänder wieder verbessern, sodass die Schmerzen nachlassen und die Gelenke wieder beweglicher werden.

Wann zum Arzt: Bei häufigen oder starken Gelenkschmerzen

Schulmedizin: Medikamente, Salben, manchmal Operation

Heilpflanzen: Teufelskralle, Arnika, Wacholder, Kampfer

Hausmittel: Propolis, Heilerde, Schwedenkräuter

Schüsslersalze-Behandlung:

- morgens: 2-3 Tabletten Nr. 1 Calcium Fluoratum
- mittags: 2-3 Tabletten Nr. 3 Ferrum Phosphoricum
- abends: 2-3 Tabletten Nr. 11 Silicea
- Schüssler-Salben Nr. 1, 3 und 11 im Wechsel zum Einreiben

Weitere Schüssler-Salze: 4, 6, 9, 10, 12, 15, 16, 17

Geschwollene Füße

Geschwollene Füße treten meistens dann auf, wenn das Herz aus verschiedenen Gründen nicht in der Lage ist, das Blut aus den Füßen vollständig abzupumpen. Das Blut staut sich in den Füßen und Flüssigkeit tritt ins Gewebe aus. Dadurch schwellen die Füße an.

Wenn eine echte Herzschwäche vorliegt, sollte sie unbedingt ärztlich behandelt werden.

Häufig ist das Herz aber nur in bestimmten Situationen überfordert. Dies ist beispielsweise an besonders heißen Tagen der Fall, oder wenn man den ganzen Tag auf den Beinen war.

In den Wechseljahren schwellen die Füße jedoch häufig aufgrund einer Östrogendominanz an. Östrogene fördern Wassereinlagerungen, nicht nur in den Füßen, sondern auch am Bauch und anderen Stellen des Körpers.

Die Hormonstörungen und andere Probleme wie heißes Wetter oder Überlastung kommen häufig zusammen und erst in der Kombination schwellen die Füße dann spürbar an.

Wenn die Füße geschwollen sind, sollte man sie nach Möglichkeit hoch legen. Hilfreich kann auch ein kaltes Fußbad, ein kalter Fußguss oder Wassertreten sein.

Man kann geschwollene Füße auch mit Schüsslersalze -Creme einreiben oder man legt einen kühlen Schüsslersalze -Umschlag auf.

Unterstützt werden diese äußeren Maßnahmen durch die Einnahme von Schüsslersalzen. Dadurch wird der ganze Körper belebt und die Flüssigkeit kann leichter aus den Füßen abtransportiert werden.

Wann zum Arzt: Bei häufigen oder stark geschwollenen Füßen

Schulmedizin: Entwässernde Medikamente

Heilpflanzen: Weißdorn, Birke, Brennnessel, Goldrute

Hausmittel: Füße hochlegen, kaltes Fußbad, Schwedenkräuter

Schüsslersalze-Behandlung:

- morgens: 2-3 Tabletten Nr. 4 Kalium Chloratum
- mittags: 2-3 Tabletten Nr. 8 Natrium Chloratum
- abends: 2-3 Tabletten Nr. 11 Silicea

Weitere Schüssler-Salze: 13, 15

Haarausfall

Häufig kommt es in den Wechseljahren zu mehr oder weniger starkem Haarausfall.

Vor allem der Progesteronmangel lässt die Haare verstärkt ausfallen.

Ein gewisser Haarausfall ist völlig normal und wird durch nachwachsende Haare vollständig ersetzt. Dieser normale Haarausfall beträgt etwa 100 Haare am Tag.

Mithilfe von Schüsslersalzen kann man die Stoffwechselsituation so harmonisieren, dass der Haarausfall verringert wird. Das Haar wird wieder voller.

Außerdem fördert man mithilfe von Schüsslersalzen, dass das Haar wieder mehr glänzt und weniger spröde und brüchig ist.

Wann zum Arzt: bei unerklärlichem starken Haarausfall

Schulmedizin: Transplantation, Haarwasser

Heilpflanzen: Birke, Brennnessel, Klettenwurzel

Hausmittel: Kopfmassage

Schüsslersalze-Behandlung:

- morgens: 2-3 Tabletten Nr. 1 Calcium Fluoratum
- mittags: 2-3 Tabletten Nr. 5 Kalium Phosphoricum
- abends: 2-3 Tabletten Nr. 11 Silicea

Weitere Schüssler-Salze: 3, 15, 17, 21, 25

Hautalterung

Durch die schwindenden Hormone in den Wechseljahren wirkt die Haut innerhalb kurzer Zeit deutlich älter. Das kann sehr erschreckend für viele Frauen sein.

Man kann jedoch einiges dafür tun, dass die Haut wieder frischer und straffer aussieht.

Die Jahre, in denen die Haut ohne jede Pflege gut aussieht, sind für die meisten Frauen jedoch vorbei, wenn die Vierzig überschritten werden. Der Beginn der Wechseljahre macht regelmäßige Pflege dann noch wichtiger.

Gute Hautpflegemittel gibt es überall in Hülle und Fülle zu kaufen.

Wichtig ist auch, dass man viel trinkt, um die Zellen der Haut gut gefüllt zu halten. Wenn die Zellen zu wenig Wasser haben, werden sie schrumpelig wie ein trocknender Apfel. Daher ist ausreichend Flüssigkeit enorm wichtig.

Der Haut tut es auch gut, wenn man sich mit Genussgiften zurückhält. Das bedeutet: nicht rauchen und wenig Alkohol trinken. Stattdessen besser regelmäßig in die frische Luft gehen, auch wenn die Luft etwas feuchter ist.

Schüsslersalze fördern die Versorgung der Hautzellen mit den wichtigen Mineralsalzen. Daher tragen sie zu einer Verjüngung der Haut bei.

Heilpflanzen: Aloe vera, Birke, Schachtelhalm

Hausmittel: Viel trinken, Kaltwasser-Anwendungen, Gesichtsmasken

Schüsslersalze-Behandlung:

- morgens: 2-3 Tabletten Nr. 2 Calcium Phosphoricum
- mittags: 2-3 Tabletten Nr. 7 Magnesium Phosphoricum
- abends: 2-3 Tabletten Nr. 11 Silicea

Weitere Schüssler-Salze: 17, 18, 19

Herzklopfen

Ein beschleunigter Herzschlag tritt häufig zusammen mit Hitzewallungen auf.

Das Adrenalin, das bei den Hitzewallungen vermehrt ausgeschüttet wird, lässt das Herz schneller schlagen.

Dadurch kommt es häufig auch zu ausgeprägter Unruhe und manchmal auch zu Wutausbrüchen.

Das Herzklopfen legt sich meistens von selbst wieder, wenn die Hitzewallung wieder vorbei ist.

Wann zum Arzt: Wenn starkes Herzklopfen auch unabhängig von Hitzewallungen auftritt.

Schulmedizin: Evtl. Medikamente.

Heilpflanzen: Baldrian, Melisse, Traubensilberkerze

Hausmittel: Wassertreten, Yoga, Autogenes Training

Schüsslersalze-Behandlung:

- morgens: 2-3 Tabletten Nr. 2 Calcium Phosphoricum
- mittags: 2-3 Tabletten Nr. 5 Kalium Phosphoricum
- abends: 2-3 Tabletten Nr. 6 Kalium Sulfuricum

Weitere Schüssler-Salze: 13, 22

Hitzewallungen

Hitzewallungen sind das bekannteste Symptom der Wechseljahre.

Vielen Frauen wird erst durch Hitzewallungen bewusst, dass sie in den Wechseljahren sind.

Andere Wechseljahrsbeschwerden können auch zahlreiche andere Ursachen haben, als ausgerechnet die Wechseljahre. Hitzewallungen sind jedoch besonders typisch für die Wechseljahre.

Bei Hitzewallungen steigt meistens ein Hitzegefühl von unten nach oben auf. Die Hitze staut sich dann scheinbar im Kopf. Gleichzeitig mit dem Hitzegefühl entsteht meistens Unruhe und häufig auch Zorn.

Meistens dauern die Hitzewallungen nur wenige Minuten an. Sie können jedoch in Serie kommen, sodass es sich anfühlt wie eine lang andauernde Hitzewallung, die an- und abschwillt. Manchmal treten Hitzewallungen vereinzelt auf, oft jedoch auch mehrmals am Tag. Im Sommer oder in gut beheizten Räumen kommt es häufiger zu Hitzewallungen als in kalter Umgebung. Ein gewisser Bezug zur Umgebungstemperatur ist also durchaus gegeben.

Die Ursache für Hitzewallungen ist noch nicht vollständig geklärt. Man vermutet jedoch einen plötzlich absackenden Östrogenspiegel als Hauptursache.

Bei der Hitzewallung ist das Hitzezentrum im Gehirn durcheinander. Die Temperaturwahrnehmung ist also gestört. Man empfindet es schlagartig als wärmer, als es eigentlich ist.

Hinzu kommt eine Adrenalin-Ausschüttung. Dadurch beschleunigt sich der Herzschlag und der Blutdruck steigt. Durch diese Blutdruck- und Herzschlag-Steigerung lässt sich auch die Unruhe und die häufigen Wutausbrüche erklären, die oft mit Hitzewallungen einhergehen.

Gegen die Hitzewallungen helfen vor allem Maßnahmen, die man auch ergreifen würde, wenn es tatsächlich plötzlich zu warm wäre. Mehrere Kleiderschichten sind sehr nützlich. Dann kann man die Kleider schichtweise ausziehen, wenn man zu sehr schwitzt. Häufig muss man sich ständig an- und ausziehen, aber das ist immer noch angenehmer als die Hitzewallungen mit dickem Pullover durchzustehen.

Bei der akuten Hitzewallung hilft es auch, wenn man sich ans offene Fenster stellt oder in die frische Luft geht. Man kann sich auch die Stirn mit kaltem Wasser kühlen.

Kaltes Wasser ist auch als Vorbeugung sehr hilfreich. Kaltwasser-Anwendungen wie Wassertreten, Winterschwimmen oder kalte Güsse helfen, dass Hitzewallungen seltener auftreten. Auch Saunabesuche können die Häufigkeit der Hitzewallungen verringern.

Mit regelmäßiger Bewegung und reichlich Wasser trinken, verbessert man zudem seine Hormonsituation, sodass man infolgedessen weniger Probleme mit Hitzewallungen hat.

Schüsslersalze können helfen, dass das Temperaturzentrum wieder besser im Gleichgewicht ist.

Wann zum Arzt: Bei massiven Alltags-Problemen durch Hitzewallungen

Schulmedizin: Hormontherapie

Heilpflanzen: Traubensilberkerze, Soja, Mönchspfeffer

Hausmittel: Kaltwasser-Anwendungen, Sauna, Kleiderschichten

Schüsslersalze-Behandlung:

- morgens: 2-3 Tabletten Nr. 1 Calcium Fluoratum
- mittags: 2-3 Tabletten Nr. 3 Ferrum Phosphoricum
- abends: 2-3 Tabletten Nr. 5 Kalium Phosphoricum
- im Akutfall: 2-3 Tabletten Nr. 3 Ferrum Phosphoricum

Weitere Schüssler-Salze: 24

Juckreiz

Durch den sinkenden Östrogenspiegel kommt es in den Wechseljahren meistens zu einer trockenen Haut. Diese trockene Haut führt häufig zu Juckreiz.

Der Juckreiz wird noch dadurch verstärkt, dass die Nerven während der Wechseljahre etwas gereizt sind.

Der Juckreiz kann sehr lästig und quälend werden. In schwereren Fällen kann sich eine sogar eine Art Neurodermitis entwickeln, mit stark juckenden Ekzemen.

Wichtig ist es, dass man sich möglichst nicht kratzt. Denn Kratzen verletzt die Haut zusätzlich und der Juckreiz wird dadurch noch stärker.

Außerdem ist es wichtig, dass man die Haut gut pflegt, damit sie nicht so trocken ist. Dies erreicht man durch nur kurz duschen und regelmäßig eincremen.

Gegen Juckreiz helfen auch Entspannungsübungen, beispielsweise Yoga oder Autogenes Training.

Wann zum Arzt: bei ungeklärtem Juckreiz

Schulmedizin: Antihistaminika, Kortison

Heilpflanzen: Lavendel, Kamille, Ehrenpreis

Hausmittel: Propolis, Schwedenkräuter, Natron, Kaltwasser-Anwendungen

Schüsslersalze-Behandlung:

- morgens: 2-3 Tabletten Nr. 3 Ferrum Phosphoricum
- mittags: 2-3 Tabletten Nr. 7 Magnesium Phosphoricum
- abends: 2-3 Tabletten Nr. 8 Natrium Chloratum
- Schüssler-Salbe Nr. 7 Magnesium Phosphoricum zum Einreiben

Weitere Schüssler-Salze: 2, 6, 10, 11, 13, 17, 20, 21, 22, 24, 25

Kopfschmerzen

Während der Wechseljahre haben Frauen meistens häufiger Kopfschmerzen als zuvor.

Das hängt einerseits mit dem Progesteronmangel und andererseits mit den Schwankungen der Hormonspiegel zusammen.

Manchmal hängen die verstärkten Kopfschmerzen auch direkt oder indirekt mit den Hitzewallungen zusammen.

Als direkte Folge der Hitzewallungen steigt die Hitze in den Kopf, was direkt zu Kopfschmerzen führen kann.

Indirekt können Hitzewallungen dadurch zu Kopfschmerzen führen, dass man sich oft dünner anzieht, als es für die Temperatur angemessen wäre. Obwohl man sich hitzig fühlt, friert man dann eigentlich, sobald es etwas kalten Zug gibt. Durch das unbemerkte Frösteln verspannt sich die Schultermuskulatur und bald darauf leidet man unter Spannungskopfschmerzen.

Je nach aktueller Ursache brauchen die Kopfschmerzen eine unterschiedliche Akutbehandlung.

Die vorbeugende Behandlung setzt jedoch bei den hormonellen Schwankungen an, denn letztlich sind es die Hormone, die die häufigeren Kopfschmerzen verursachen.

Besonders wirksam helfen hier regelmäßige Bewegung, frische Luft und ausreichend trinken.

Schüsslersalze können durch Verbesserung der Mineralversorgung die Hormonsituation ausgleichen und das Nervensystem beruhigen. So können häufige Kopfschmerzen verhindert werden.

Wann zum Arzt: Bei sehr häufigen Kopfschmerzen oder bei sehr plötzlichem Beginn

Schulmedizin: Schmerzmittel

Heilpflanzen: Baldrian, Holunder, Kampfer, Lavendel, Minze

Hausmittel: Propolis, Wärmeanwendungen, Schwedenkräuter

Schüsslersalze-Behandlung:

- im akuten Fall: Nr. 7 Magnesium Phosphoricum als Heißgetränk

Zur Vorbeugung:

- morgens: 2-3 Tabletten Nr. 2 Calcium Phosphoricum
- mittags: 2-3 Tabletten Nr. 8 Natrium Chloratum
- abends: 2-3 Tabletten Nr. 10 Natrium Sulfuricum

Weitere Schüssler-Salze: 14, 15, 16, 19, 20, 21, 22, 23, 25

Krampfadern

Krampfadern entstehen durch Venenschwäche. Solche Venen sind häufig veranlagungsbedingt. Langes Stehen, Bewegungsmangel und Übergewicht können die Entstehung von Krampfadern zusätzlich begünstigen.

In den Wechseljahren ist das Bindegewebe zusätzlich geschwächt, sodass es zu Krampfadern kommen kann, auch wenn es vorher keine Krampfadern gab.

Bei Krampfadern kann es zusätzlich zu Venenentzündungen kommen, was die Problematik noch erschwert.

Achtung!

Keine Beinmassage bei Krampfadern wegen Thrombose-Gefahr!

Wann zum Arzt: Bei Schmerzen durch die Krampfadern

Schulmedizin: Operation, Gymnastik, Salben

Heilpflanzen: Rosskastanie, Rotes Weinlaub, Schachtelhalm, Schafgarbe

Hausmittel: Propolis, kalte Beingüsse, Schwedenkräuter

Schüsslersalze-Behandlung:

- morgens: 2-3 Tabletten Nr. 1 Calcium Fluoratum
- mittags: 2-3 Tabletten Nr. 3 Ferrum Phosphoricum
- abends: 2-3 Tabletten Nr. 11 Silicea
- Schüssler-Salben Nr. 11 Silicea zum sanft Einreiben.

Weitere Schüssler-Salze: 4, 9, 17, 18, 19

Libido-Schwäche

Bei vielen Frauen lässt während der Wechseljahre die sexuelle Lust spürbar nach.

Das hängt einerseits damit zusammen, dass die Schleimhäute deutlich trockener werden. Das betrifft auch die Scheidenschleimhaut.

Andererseits ist es auch die Libido an sich, die in den Wechseljahren oft nachlässt.

Wenn man die Probleme mit den trockenen Schleimhäuten jedoch in den Griff bekommt, beispielsweise mit einem Gel, dann erleben viele Frauen jedoch eine bisher ungekannte Erfüllung im Bett.

Gründe dafür sind einerseits Erfahrung und andererseits die Befreiung vor der Angst ungewollter Schwangerschaften.

Wenn man das Beste aus der Situation macht, können die Wechseljahre also auch in sexueller Hinsicht eine erfreuliche Erfahrung werden.

Wann zum Arzt: bei schmerzhaftem Geschlechtsverkehr.

Schulmedizin: Hormontherapie

Heilpflanzen: Mönchspfeffer, Schafgarbe, Ginseng

Hausmittel: Kombucha, Schwedenkräuter, Massagen

Schüsslersalze-Behandlung:

- morgens: 2-3 Tabletten Nr. 1 Calcium Fluoratum
- mittags: 2-3 Tabletten Nr. 2 Calcium Phosphoricum
- abends: 2-3 Tabletten Nr. 8 Natrium Chloratum

Weitere Schüssler-Salze: 7, 14, 20, 24, 25

Menstruationsbeschwerden

Beschwerden bei der Menstruation sind nicht nur ein Problem der Wechseljahre, sondern treten bei vielen Frauen im gesamten Frauenleben auf.

Da sich in den Wechseljahren jedoch nicht nur die Dauer und Intensivtät der Menstruation, sondern auch deren Verlauf verändert, können sich Art und Schwere der Menstruationsbeschwerden ändern.

Besonders typisch für Menstruationsbeschwerden sind Krämpfe im Unterbauch, aber auch Rückenschmerzen, schlechte Laune, Schwäche und Kopfschmerzen treten häufig auf.

Vor der Menstruationsblutung kann es verstärkt zum Prämenstruellen Syndrom (PMS) kommen, bei dem vor allem die Stimmung sehr zu wünschen übrig lässt (siehe Seite 109).

Gegen alle Arten von Menstruationsbeschwerden hilft es, wenn man es in den Tagen der Menstruation ruhig angehen lässt. Am besten sagt man unwichtige Termine ab und gönnt sich möglichst viel Schlaf.

Bei Bauchkrämpfen hilft eine Wärmflasche und Ruhe.

Mit Schüsslersalzen kann man den Körper so harmonisieren, dass die Menstruationsbeschwerden gelindert werden. Am besten wendet man die Schüsslersalze kurmäßig an, damit sich die Wirkung für künftige Perioden voll entfalten kann.

Wann zum Arzt: Bei starken Beschwerden.

Schulmedizin: Krampflösende Mittel, Schmerzmittel

Heilpflanzen: Johanniskraut, Kamille, Traubensilberkerze

Hausmittel: Wärmflasche, Schwedenkräuter-Umschlag

Schüsslersalze-Behandlung:

- morgens: 2-3 Tabletten Nr. 1 Calcium Fluoratum
- mittags: 2-3 Tabletten Nr. 2 Calcium Phosphoricum
- abends: 2-3 Tabletten Nr. 7 Magnesium Phosphoricum
- bei akuten Schmerzen: Nr. 7 Magnesium Phosphoricum als Heißgetränk

Weitere Schüssler-Salze: 13, 14, 17, 19, 21, 25

Migräne

Migräne ist eine besondere Kopfschmerzart, die meistens einseitig auftritt und mehrere Tage andauern kann. Das Leben vieler Betroffener ist durch die Migräne nachhaltig beeinträchtigt.

Bei vielen Frauen tritt Migräne vor, während oder nach der Periode auf. Diese Form der hormonbedingte Migräne kann in den Wechseljahren erheblich zunehmen.

Bei anderen Frauen lassen regelmäßige Migräne-Attacken während der Wechseljahre deutlich nach. Für sie sind die Wechseljahre eine regelrechte Befreiung von einer jahrzehntelangen Qual.

Auch wenn die Migräne durch die Hormonumstellung der Wechseljahre ausgelöst wird, hilft es, die verbreiteten anderen Ursachen für Migräne zu berücksichtigen. Reizüberflutung, Schlafmangel und zu viel Stress sollte man vermeiden.

Wichtig ist es, sich gar nicht erst einer zu hohen Belastung auszusetzen, um die generelle Migräne-Häufigkeit zu senken.

Wenn ein Migräne-Anfall beginnt, kann man seinen Verlauf manchmal stoppen und häufig lindern, indem man sich so bald wie möglich etwas hinlegt und die Augen schließt.

Auch eine frühzeitige Gabe von Schmerztabletten ist meistens hilfreich, damit die Schmerzen sich gar nicht erst voll hochschaukeln können.

Schüsslersalze können kurmäßig angewendet, die Häufigkeit der Migräne-Attacken verringern. Zu Beginn eines akuten Anfalls kann man mit der Heißen 7 oft eine gewisse Linderung bewirken.

Wann zum Arzt: Bei häufigen Migräne-Anfällen

Schulmedizin: Schmerztherapie

Heilpflanzen: Angelika, Baldrian, Lavendel, Mutterkraut, Pestwurz

Hausmittel: Stirn- oder Nackenumschläge, Schwedenkräuter

Schüsslersalze-Behandlung:

- Beim Anfall: Nr. 7 Magnesium Phosphoricum als Heißgetränk

Kur zur Vorbeugung (min. 3-6 Wochen):

- morgens: 2-3 Tabletten Nr. 3 Ferrum Phosphoricum
- mittags: 2-3 Tabletten Nr. 5 Kalium Phosphoricum

- abends: 2-3 Tabletten Nr. 12 Calcium Sulfuricum

Weitere Schüssler-Salze: 4, 6, 7, 8, 10, 11, 14, 19, 21, 22

Muskelschmerzen

Auch wenn es kaum nachvollziehbar scheint, so verursachen die Wechseljahre doch häufig Schmerzen in den Muskeln.

Wahrscheinlich hängen die Muskelschmerzen, wie die meisten anderen Wechseljahrsbeschwerden, mit dem Auf und Ab der Hormone zusammen.

Die Muskelschmerzen sorgen zusätzlich zu den Gelenkproblemen dafür, dass sich viele Frauen schlagartig erheblich älter fühlen, sobald die Wechseljahre richtig beginnen.

Mit regelmäßiger Bewegung, Massagen und Einreibungen kann man die Muskelschmerzen lindern. Auch sanfte Gymnastik oder Yoga kann helfen, dass man sich wieder jünger und agiler fühlt.

Auch eine Behandlung des hormonellen Ungleichgewichtes kann gegen die Muskelschmerzen helfen.

Wann zum Arzt: bei starken Beschwerden.

Schulmedizin: Massagen, Hormonbehandlung

Heilpflanzen: Angelika, Arnika, Johanniskraut

Hausmittel: Franzbranntwein, Einreibungen,

Schüsslersalze-Behandlung:

- morgens: 2-3 Tabletten Nr. 1 Calcium Fluoratum
- mittags: 2-3 Tabletten Nr. 2 Calcium Phosphoricum
- abends: 2-3 Tabletten Nr. 7 Magnesium Phosphoricum

Weitere Schüssler-Salze: 17

Nachtschweiß

Nächtliche Schweißausbrüche sind eine überaus lästige Begleiterscheinung der Wechseljahre.

Sie treten vor allem dann auf, wenn außer dem Progesteron auch das Östrogen spürbar schwindet, also eher in der zweiten Hälfte der Wechseljahre als am Anfang.

Der Nachtschweiß kann so ausgeprägt sein, dass man in kürzester Zeit nicht nur den Schlafanzug, sondern auch die gesamte Bettwäsche durchfeuchtet. Anschließend ist die Bettwäsche so nass und kalt, dass man friert, sobald der Schweißausbruch beendet ist.

Wenn man nicht vorbereitet ist, bleibt einem nichts anderen übrig, als aufzustehen, sich umzuziehen und das Bett neu zu beziehen.

Für die erholsame Nachtruhe ist es bei häufigen Schweißausbrüchen sinnvoll, wenn man sich eine fertig bezogene Zweitdecke bereit legt und die Matratze doppelt mit Laken bezieht, zwischendrin ein Handtuch. Auch einen zweiten Satz Nachtbekleidung legt man sich am besten griffbereit hin. Mit dieser Vorbereitung ist das Bett schnell wieder trocken und man kann weiterschlafen. Zwar hat man tagsüber oder abends den Aufwand, das Bett vorzubereiten, findet in der Nacht aber mehr Erholung.

Eine allgemeine Behandlung der Hormonsituation bringt natürlich auch Abhilfe, aber auf dem Höhepunkt der Wechseljahre lassen sich Nachtschweiß-Attacken nicht immer vollständig verhindern.

Hilfreich kann es auch sein, wenn man durch Kaltwasser-Behandlungen oder Sauna, seine Temperatur-Reaktionen trainiert.

Schüssler-Salze können durch Harmonisierung der Hormonsituation gegen die Nachtschweißattacken helfen.

Hinweis: Nachtschweiß kann in seltenen Fällen auch ein Symptom für schwere Erkrankungen sein. Wenn Sie sich zusätzlich zu dem Nachtschweiß auch noch krank fühlen, sollten Sie möglichst bald einen Arzt aufsuchen.

Wann zum Arzt: Wenn Nachtschweiß zusammen mit Krankheitsgefühl auftritt.

Schulmedizin: Hormonbehandlung.

Heilpflanzen: Salbei, Traubensilberkerze, Lavendel

Hausmittel: Kaltwasser-Anwendungen, Sauna

Schüsslersalze-Behandlung:

- morgens: 2-3 Tabletten Nr. 1 Calcium Fluoratum
- mittags: 2-3 Tabletten Nr. 2 Calcium Phosphoricum
- abends: 2-3 Tabletten Nr. 11 Silicea

Weitere Schüssler-Salze: 20, 23, 24

Ödeme

Ödeme sind Wassereinlagerungen im Gewebe. Sie treten vor allem an Füßen, Händen, im Gesicht und am Bauch auf (siehe auch "Geschwollene Füße" auf Seite 90).

Sie können unterschiedliche Ursachen haben, beispielsweise Herzschwäche, langes Stehen, Nierenschwäche oder Hormonschwankungen.

In den Wechseljahren sind meistens die Hormonschwankungen die Hauptursache für Ödeme. Davon sind vor allem die Füße und der Bauch betroffen. Aber auch das Gesicht sieht oft verquollen aus.

Hormonbedingte Ödeme sind vorwiegend eine Folge des Progesteronmangels. Sie können also schon ganz früh in den Wechseljahren auftreten, oft schon, bevor man überhaupt weiß, dass man in den Wechseljahren ist.

Gegen die Ödeme hilft kaltes Wasser und regelmäßige Bewegung. Man sollte auch ausreichend Wasser trinken, damit der Körper nicht den Eindruck hat, er müsste unbedingt an dem knappen Wasser festhalten.

Schüssler-Salze können helfen, den Flüssigkeitshaushalt ins Gleichgewicht zu bringen. Die Ödeme schwinden dann und das Wasser wird ausgeschieden.

Wann zum Arzt: Bei unerklärlichen Ödemen

Schulmedizin: Medikamente je nach Ursache

Heilpflanzen: Birke, Brennnessel, Goldrute, Holunder

Hausmittel: Kombucha, Schwedenkräuter

Schüsslersalze-Behandlung:

- morgens: 2-3 Tabletten Nr. 4 Kalium Chloratum
- mittags: 2-3 Tabletten Nr. 8 Natrium Chloratum
- abends: 2-3 Tabletten Nr. 10 Natrium Sulfuricum
- Schüssler-Salbe Nr. 8 Natrium Chloratum zum Einreiben

Weitere Schüssler-Salze: 13, 15

Östrogen-Dominanz

Die Östrogen-Dominanz ist ein bisher relativ unbekanntes Phänomen, das jedoch zahlreiche Frauen plagt, vor allem zu Beginn der Wechseljahre aber oft auch schon früher.

Dem Östrogen und ihrem Mangel wird sehr viel Aufmerksamkeit von Seiten der Ärzte, Pharmazeuten und Autoren gewidmet.

Das ebenso wichtige Hormon Progesteron (Gelbkörperhormon) wird hingegen nur am Rande behandelt und in seiner wichtigen Bedeutung häufig unterschätzt. Häufig wird der Progesteronspiegel nicht einmal mit untersucht, wenn eine Untersuchung der Hormonspiegel vorgenommen wird. Daher ist es nachvollziehbar, dass seine Wirkung und sein verbreiteter Mangel oft übersehen wird.

Bei vielen Frauen ist der Progesteronspiegel ihr ganzes fruchtbares Leben über zu niedrig. Zu Beginn der Wechseljahre betrifft dieses Phänomen jedoch fast alle Frauen.

Östrogen und Progesteron müssen jedoch in einem passenden Verhältnis stehen, damit sie richtig im Körper funktionieren können.

Wenn der Progesteronspiegel im Vergleich zum Östrogenspiegel stärker verringert ist, wirkt es im Körper, als wäre zu viel Östrogen vorhanden.

Dieses Phänomen nennt man Östrogen-Dominanz.

Östrogen-Dominanz kann paradoxerweise sogar dann auftreten, wenn auch der Östrogenspiegel zu niedrig ist, und zwar, wenn der Progesteronspiegel noch stärker zu niedrig ist als das Östrogen. In diesem Fall treten gleichzeitig die Symptome von Östrogen-Überschuss, Östrogen-Mangel und natürlich auch Progesteron-Mangel auf.

Die Östrogen-Dominanz ist für die meisten Beschwerden beim prämenstruellen Syndrom (siehe Seite 109) und in der ersten Hälfte der Wechseljahre verantwortlich.

Gegen Östrogen-Dominanz helfen regelmäßige Bewegung, ausreichend trinken und Kaltwasser-Anwendungen.

In der Pflanzenheilkunde haben sich der Mönchspfeffer, die Schafgarbe und der Frauenmantel gut bewährt, um die Hormone wieder ins Gleichgewicht zu bringen.

Der Arzt kann in schweren Fällen eine Creme mit natürlichem Progesteron verordnen, die direkt in der Apotheke angerührt wird, weil es bislang keine Fertig-Präparate dafür gibt.

Nicht geeignet zur Behandlung einer Östrogen-Dominanz sind synthetische Gestagene. Diese künstlichen Hormone sind in ihrer Wirkung zu weit entfernt vom natürlichen Progesteron, um gegen die Beschwerden der Östrogen-Dominanz helfen zu können. Da Gestagene die Rezeptoren für natürliches Progesteron blockieren, wirken sie sogar verstärkend auf eine Östrogen-Dominanz.

Schüsslersalze können helfen, das hormonelle Gleichgewicht wieder herzustellen.

Interessierte finden in einem Buch, das sich ausschließlich der Östrogen-Dominanz widmet, weitere Informationen zu diesem Thema (Östrogen-Dominanz von Eva Marbach, www.oestrogen-dominanz.de).

Wann zum Arzt: bei starken diffusen Beschwerden

Schulmedizin: natürliches Progesteron als Creme

Heilpflanzen: Mönchspfeffer, Schafgarbe, Frauenmantel

Hausmittel: Bewegung, Kaltwasser-Anwendungen, viel trinken

Schüsslersalze-Behandlung:

- morgens: 2-3 Tabletten Nr. 1 Calcium Fluoratum
- mittags: 2-3 Tabletten Nr. 2 Calcium Phosphoricum
- abends: 2-3 Tabletten Nr. 7 Magnesium Phosphoricum

Weitere Schüssler-Salze: 14, 24, 25

Östrogen-Mangel

Ein deutlicher Östrogen-Mangel tritt meistens erst in der zweiten Hälfte der Wechseljahre auf.

Manchmal tritt der Östrogen-Mangel sogar gleichzeitig mit einer Östrogen-Dominanz auf, weil das Progesteron noch stärker fehlt als das Östrogen. Dann kommt es zur vollen Vielfalt der Wechseljahrsbeschwerden. Diese Mischung aus Östrogen-Mangel und Östrogen-Dominanz wird von vielen Fachleuten oft allein dem Östrogenmangel zugeschrieben, weil ihnen die wichtige Bedeutung des Progesterons nicht bewusst ist.

Beim Östrogen-Mangel kommt es zu einer Fülle von Beschwerden, denn Östrogen sorgt für eine geschmeidige Haut, volles Haar und guten Schlaf.

Typische Beschwerden bei Östrogen-Mangel sind:

- Empfindlichkeit
- Depressive Verstimmung
- Hitzewallungen
- Nachtschweiß

- Schlafstörungen
- Blasenentzündungen
- Trockene Scheide
- Trockene Haut
- Falten
- Brüchige Haare
- Verlängerte Zyklen

Die meisten dieser Beschwerden, außer den verlängerten Zyklen, können auch durch Progesteronmangel hervorgerufen werden. Das macht es schwierig, zwischen Progesteron- und Östrogen-Mangel zuverlässig zu unterscheiden.

Da es bei der naturheilkundlichen Behandlung keine große Rolle spielt, ob es am Östrogen oder am Progesteron mangelt, ist es nicht so wichtig, den Unterschied genau zu erkennen.

Wann zum Arzt: bei starken Beschwerden

Schulmedizin: Hormontherapie

Heilpflanzen: Traubensilberkerze, Soja, Rotklee

Hausmittel: Granatäpfel, Hopfen, Kürbiskerne

Schüsslersalze-Behandlung:

- morgens: 2-3 Tabletten Nr. 1 Calcium Fluoratum
- mittags: 2-3 Tabletten Nr. 2 Calcium Phosphoricum
- abends: 2-3 Tabletten Nr. 1 Calcium Fluoratum

Weitere Schüssler-Salze: 25

Orangenhaut

Die häufig als Orangenhaut bezeichnete Cellulite ist nicht nur ein Problem der Wechseljahre, tritt in dieser Lebensphase aber besonders ausgeprägt auf.

In den Wechseljahren kommen häufig alle Faktoren zusammen, die Orangenhaut begünstigen: Bindegewebsschwäche, Übergewicht und Wassereinlagerungen.

Dadurch kommt es zu den ungeliebten Dellen in der Haut, meistens im Bereich der Oberschenkel.

Wenn man zu Cellulite neigt, ist es oft sehr schwierig, sie wieder loszuwerden. Wunderkuren helfen meistens nicht sehr erfolgreich.

Durch regelmäßige Bewegung, Gewichtsabnahme und durchblutungsfördernde Massagen kann man mit etwas Geduld jedoch eine Menge erreichen.

Schüsslersalze können helfen, das Bindegewebe zu stärken, sodass sich die Orangenhaut zurückbilden kann.

Man kann die betroffenen Bereiche auch mehrmals täglich mit Schüssler-Salben 1 und 11 im Wechsel einreiben. Ergänzend kann man etwa einmal in der Woche einen Schüsslersalze-Umschlag mit Nr. 11 Silicea anlegen

Wann zum Arzt: Bei Schmerzen im Bereich der Orangenhaut

Schulmedizin: Gymnastik, Sport

Heilpflanzen: Birke, Efeu, Rosmarin

Hausmittel: Schwedenkräuter-Umschläge, Kaltwasser-Anwendungen

Schüsslersalze-Behandlung:

- morgens: 2-3 Tabletten Nr. 8 Natrium Chloratum
- mittags: 2-3 Tabletten Nr. 9 Natrium Phosphoricum
- abends: 2-3 Tabletten Nr. 11 Silicea
- als Salben: 1 und 11 im Wechsel

Weitere Schüssler-Salze: 1, 10

Osteoporose / Knochenschwund

Die Osteoporose ist der große Schrecken der späten Wechseljahre.

Relativ viele Frauen leiden ab der zweiten Hälfte der Wechseljahre unter Osteoporose oder der Vorform Osteopenie.

Bei Osteoporose werden die Knochen poröser und brechen leichter. Die Folge davon sind häufige Knochenbrüche, z.B. des Oberschenkelhalses oder der Wirbel.

Durch Wirbelbrüche kann es nicht nur zu sehr starken Schmerzen kommen, sondern auch zu einem dauerhaften Buckel. Weil diese Art des Buckels häufig ältere betrifft, nennt man ihn auch "Witwenbuckel".

Ein Oberschenkelhalsbruch ist ein schwerwiegender Einschnitt in das Leben eines Menschen. Zwar heilt der eigentliche Bruch meistens wieder gut zusammen, doch die lange Immobilität durch die Heilungsphase bewirkt häufig eine dauerhafte Bewegungseinschränkung. Viele der Betroffenen altern dadurch in wenigen Monaten scheinbar um Jahrzehnte. Wer vorher noch gut zu Fuß war, ist danach oft auf einen Rollator oder gar den Rollstuhl angewiesen.

Diese schwerwiegenden Folgen der Knochenbrüche machen die Osteoporose so gefürchtet.

Dass Östrogenmangel eine wichtige Ursache für Osteoporose ist, ist allgemein bekannt. Östrogen verhindert nämlich den Abbau der Knochen und trägt so zu ihrer Stabilität bei.

Doch vor allem ist es der Progesteronmangel, der Osteoporose bei Frauen verursacht. Progesteron fördert nämlich den Aufbau neuer Knochensubstanz. Durch Progesteron werden die Knochen in frischem, jungen Zustand gehalten. Die immer wieder frisch aufgebauten und regenerierten Knochen sind voll belastbar und brechen nur bei schweren Unfällen, ganz wie in der Jugend.

Wichtig für einen guten Knochenzustand ist außerdem regelmäßige Bewegung mit einer belastenden Wirkung auf die Knochen. Laufen wirkt also beispielsweise effektiver gegen Osteoporose als schwimmen.

Ferner braucht der Körper ausreichend Kalzium und Vitamin D, um die Knochen in gutem Zustand zu erhalten.

Schüsslersalze können dabei helfen, dass der Körper die benötigten Mineralien erfolgreich in die Knochen einbaut.

Wann zum Arzt: bei Verdacht auf Knochenbruch oder Osteoporose

Schulmedizin: Hormone

Heilpflanzen: Bockshornklee, Mönchspfeffer, Wilder Yams

Hausmittel: Schwedenkräuter, Bewegung, Calcium, Vitamin D

Schüsslersalze-Behandlung:

- morgens: 2-3 Tabletten Nr. 1 Calcium Fluoratum
- mittags: 2-3 Tabletten Nr. 2 Calcium Phosphoricum
- abends: 2-3 Tabletten Nr. 11 Silicea

Weitere Schüssler-Salze: 17, 22

Prämenstruelles Syndrom (PMS)

Das prämenstruelle Syndrom ist vielen Frauen schon aus ihren jungen Jahren bekannt. Zahlreiche Frauen werden in den Tagen vor ihrer Periodenblutung von schlechter Laune, Schlafstörungen und Kopfschmerzen geplagt. Häufig kommt es auch zu geschwollenen Brüsten und einer deutlichen Zunahme in der Bauchgegend.

Was in jungen Jahren zwei oder drei Tage im Monat andauert, kann bei manchen Frauen zu Beginn der Wechseljahre zum Dauerzustand werden.

Viele Frauen in den frühen Wechseljahren fühlen sich fast den ganzen Monat über, als stünden sie kurz vor ihrer Menstruation.

Das hängt vor allem mit dem niedrigen Progesteronspiegel zusammen, der für diese Phase besonders typisch ist. Das Östrogen wird dadurch dominant und kann die Beschwerden des PMS verursachen (siehe auch "Östrogen-Dominanz" Seite 103).

Die Behandlung des prämenstruellen Syndroms besteht im Wesentlichen aus der Behandlung des Progesteronmangels beziehungsweise der Östrogen-Dominanz.

Im Lebensalltag kann es helfen, wenn man sich nicht allzu viele Aufgaben aufbürdet und für ausreichend Zeit zum Entspannen sorgt. Auszeiten wie Urlaub, freie Wochenenden, Thermalbadbesuche, Wanderungen oder Spaziergänge können helfen, zum seelischen Gleichgewicht zu finden.

Schüsslersalze können dazu beitragen, dass man wieder zu einem hormonellen und seelischen Gleichgewicht findet.

Wann zum Arzt: bei starken Beschwerden

Schulmedizin: evtl. Hormonbehandlung

Heilpflanzen: Mönchspfeffer, Yams, Schafgarbe, Frauenmantel

Hausmittel: Bewegung, Wellness-Wochenenden, Schwedenkräuter

Schüsslersalze-Behandlung:

- morgens: 2-3 Tabletten Nr. 1 Calcium Fluoratum
- mittags: 2-3 Tabletten Nr. 2 Calcium Phosphoricum
- abends: 2-3 Tabletten Nr. 7 Magnesium Phosphoricum

Weitere Schüssler-Salze: 14, 17, 24, 25, 25

Progesteron-Mangel

Zu Beginn der Wechseljahre spielt vor allem der Progesteron-Mangel eine wichtige Rolle.

Das Hormon Progesteron führt ein relativ unbeachtetes Dasein neben dem immerfort erwähnten Östrogen. Dabei ist es viel häufiger ein Progesteron-Mangel, der zu Problemen führt als ein Östrogenmangel. Viele Progesteronmangel-Probleme werden sogar fälschlicherweise dem Östrogen zugesprochen, weil das Progesteron oft ignoriert wird.

Typische Beschwerden bei einem Progesteronmangel sind:

- Reizbarkeit
- Stimmungsschwankungen
- Schwitzneigung
- Hitzewallungen
- Müdigkeit
- Kopfschmerzen
- Geschwollene Brüste
- Dicker Bauch
- Gewichtszunahme
- Bartwuchs - Hirsutismus
- Haarausfall
- Schmerzen bei der Periode
- Kürzere Menstruationszyklen
- Stärkere oder schwächere Menstruation
- Zwischenblutungen

Ein erheblicher Teil der typischen Wechseljahrsbeschwerden sind also auf den Progesteronmangel zurück zu führen.

Wenn das Östrogen nicht so stark verringert ist wie das Progesteron, kommt es zu der verbreiteten Östrogen-Dominanz (siehe Seite 103).

Die Behandlung des Progesteron-Mangels ist weitgehend identisch mit der Behandlung der Östrogen-Dominanz, weil beide sehr eng zusammenhängen.

Regelmäßige Bewegung und ausreichend trinken stellen eine wichtige Grundlage der Behandlung dar.

Mit ärztlich verordnetem natürlichen Progesteron als Creme kann man in schweren Fällen das fehlende Progesteron ersetzen.

Schüsslersalze helfen, kurmäßig angewendet, das hormonelle Gleichgewicht wieder herzustellen, indem die Zellen der Hormondrüsen gut mit Mineralsalzen versorgt werden.

Wann zum Arzt: bei starken Beschwerden oder extrem starken Blutungen.

Schulmedizin: natürliches Progesteron als Creme

Heilpflanzen: Mönchspfeffer, Schafgarbe, Frauenmantel

Hausmittel: Bewegung, Kaltwasser-Anwendungen, viel trinken

Schüsslersalze-Behandlung:

- morgens: 2-3 Tabletten Nr. 1 Calcium Fluoratum
- mittags: 2-3 Tabletten Nr. 2 Calcium Phosphoricum
- abends: 2-3 Tabletten Nr. 7 Magnesium Phosphoricum

Weitere Schüssler-Salze: 14, 24, 25

Reizbarkeit

Reizbarkeit und schlechte Laune sind oft die ersten Symptome der Wechseljahre, oft lange bevor die betroffene Frau merkt, dass sie in den Wechseljahren ist.

Wegen ihrer aufbrausenden Stimmungen sind Frauen in den Wechseljahren oft von ihrer Umgebung gefürchtet. Für viele Frauen ist es aber auch notwendig, sich endlich einmal Luft zu machen und ihrem Mitmenschen mitzuteilen, wie es in ihnen aussieht.

Die in den fruchtbaren Jahren reichlich vorhandenen Hormone Progesteron und Östrogen sorgen bei den meisten Frauen zu einem ausgeprägten Harmoniestreben und einem mehr oder weniger sanften Wesen. Diese harmonisierende Wirkung der weiblichen Hormone ist nötig, um die aufreibende Herausforderung der Kindererziehung bewältigen zu können. Auch für die Partnerschaft und die Doppelbelastung durch Arbeit und Familie sind die besänftigenden Hormonwirkungen hilfreich.

Durch den Abfall des Progesterons und später auch des Östrogens entfällt der hormonelle Harmoniepuffer.

Auf einmal ist die Umgebung nicht mehr harmonisch und sanft zu ertragen, sondern zeigt sich in ihrer vollen Härte.

Überwältigt von diesen neuen, unerfreulichen Gefühlen reagieren viele Frauen zunächst stark gereizt und zornig.

Unglücklicherweise sind die Kinder heutzutage oft noch relativ klein und die Frauen voll im beruflichen Aufstieg begriffen, wenn die Wechseljahre ihre Gefühle durchbeuteln. Früher, als Frauen ihre Kinder meist Anfang 20 bekommen haben, waren die Kinder zu dieser Zeit längst aus dem Haus und die Frau konnte sich in ihrer vertrauten Haushaltsumgebung an die ungewohnten Gefühlsstürme gewöhnen. Doch jetzt stehen Frauen meistens mitten im Trubel und ihn der Phase der höchsten Anforderungen, wenn sie von gereizten Gefühlswellen überspült werden.

Umso wichtiger ist es, die seelischen Turbulenzen der Wechseljahre sorgfältig zu behandeln, damit man weiterhin erfolgreich im Leben stehen kann.

Besonders wichtig sind regelmäßige Auszeiten, damit man sich von den Strapazen des Alltags erholen kann. Dazu gehört ausreichend Schlaf, Urlaub, Wellness-Wochenenden ohne die Kinder und Spaziergänge.

Schüsslersalze können helfen, die Gefühle wieder ins Gleichgewicht zu bringen.

Wann zum Arzt: bei erheblichen Problemen durch die Reizbarkeit.

Schulmedizin: Hormontherapie, Beruhigungsmittel, Psychotherapie

Heilpflanzen: Johanniskraut, Baldrian, Melisse

Hausmittel: Spaziergänge, Sport, Kaltwasser-Anwendungen

Schüsslersalze-Behandlung:

- morgens: 2-3 Tabletten Nr. 1 Calcium Fluoratum
- mittags: 2-3 Tabletten Nr. 5 Kalium Phosphoricum
- abends: 2-3 Tabletten Nr. 8 Natrium Chloratum

Weitere Schüssler-Salze:2, 13, 15, 19, 22

Rückenschmerzen / Hexenschuss

Zahlreiche Menschen leiden manchmal oder ständig unter Rückenschmerzen. Rückenschmerzen werden häufig durch Haltungsfehler, mangelnde Rücken-Muskulatur und Überlastungen ausgelöst.

In den Wechseljahren kommt es häufiger als früher zu Hexenschuss und Rückenschmerzen, weil das Bindegewebe weniger elastisch wird und die Muskeln zur Verkrampfung neigen.

Ein Hexenschuss sind Rückenschmerzen, die plötzlich auftreten oder ohne dass man weiß, warum auf einmal der Rücken schmerzt.

Bei einem sehr starken Hexenschuss, der mit Lähmungen einhergeht, sollte man unbedingt schnellstens den Arzt aufsuchen.

Einen einfachen Hexenschuss kann man oft auch selbst behandeln.

Wichtig ist es, dass die betroffene Stelle, meist die Lendenwirbelsäule, warm gehalten wird, damit sich die Muskeln entkrampfen.

Ein warmer Schüsslersalze-Umschlag, eventuell mit einer Wärmflasche verstärkt, kann die gereizten Nerven beruhigen und die Schmerzen lindern.

Wann zum Arzt: Bei Lähmungserscheinungen oder starken Schmerzen

Schulmedizin: Schmerzmittel, Salben, Gymnastik

Heilpflanzen: Sternanis, Arnika, Johanniskraut, Kampfer, Chili

Hausmittel: Wärmflasche, Heilerde, Schwedenkräuter

Schüsslersalze-Behandlung:

- morgens: 2-3 Tabletten Nr. 3 Ferrum Phosphoricum
- mittags: 2-3 Tabletten Nr. 7 Magnesium Phosphoricum
- abends: 2-3 Tabletten Nr. 9 Natrium Phosphoricum
- Bei Bedarf: Nr. 7 Magnesium Phosphoricum als Heißgetränk
- Schüssler-Salbe Nr. 7 Magnesium Phosphoricum zum Einreiben

Weitere Schüssler-Salze: 2, 13, 15, 16

Schlaflosigkeit

Schlafstörungen sind ein häufiges Problem in den Wechseljahren.

Auch Frauen, die ihr Leben lang wie ein Bär geschlafen haben, können auf einmal nicht mehr einschlafen oder wachen mitten in der Nacht mehrmals auf.

Besonders intensiv werden Schlafstörungen meistens erst in der zweiten Hälfte der Wechseljahre, wenn außer dem Progesteronspiegel auch der Östrogenspiegel absinkt.

Oft kommt es erschwerend zu nächtlichen Hitzewallungen und Schweißausbrüchen (siehe "Hitzewallungen" auf Seite 94 und "Nachtschweiß" auf Seite 101).

Ob es zu Schlafstörungen kommt oder nicht, hängt aber auch stark mit der Lebensführung zusammen. Wenn man viel Stress hat, sich nur wenig bewegt und selten an der frischen Luft ist, kommt es besonders häufig zu Schlafproblemen.

Für einen guten Schlaf braucht man ein erfreuliches Leben mit wenig Sorgen. Außerdem sollte man sich so viel bewegen, dass man abends richtig müde ist. Frische Luft fördert einen guten Schlaf zusätzlich.

Vor dem Zubettgehen sollte man nichts Spannendes mehr tun, also keine spannenden Filme schauen, keine wichtigen Diskussionen mit dem Partner führen und keine aufregenden Bücher lesen. Stattdessen sollte man ein bis zwei Stunden vorher nur noch entspannende Dinge tun und das Licht allmählich dämpfen.

Ein entspannt getrunkener Schlaf- und Nerventee oder eine heiße Milch mit Honig können Körper und Seele darauf einstimmen, dass es Zeit zum Schlafen wird.

Schüsslersalze können dafür sorgen, dass die Zellen des Nervensystems mit ausreichend Mineralsalzen versorgt sind und dadurch gut und ruhig arbeiten können. Außerdem tragen sie zu einem verbesserten hormonellen Gleichgewicht bei und fördern dadurch indirekt den ruhigen Schlaf.

Wann zum Arzt: Wenn das Leben beeinträchtigt ist.

Schulmedizin: Je nach Ursache, Schlafmittel

Heilpflanzen: Angelika, Baldrian, Hopfen, Passionsblume

Hausmittel: Heiße Milch mit Honig, Fußbäder, Schwedenkräuter

Schüsslersalze-Behandlung:

- Vor dem Bettgehen: 5-10 Tabletten Nr. 5 Kalium Phosphoricum als Heißgetränk

Weitere Schüssler-Salze: 2, 7, 11, 12, 13, 14, 14, 19, 21, 22, 25

Schweißausbrüche / Schwitzen

Die Wechseljahre sind für viele Frauen die Zeit der Schweißausbrüche und des Schwitzens.

Schweißausbrüche können einerseits während der berüchtigten Hitzewallungen auftreten, aber sie können auch ein eigenständiges Problem darstellen, meist im Zusammenhang mit ausgeprägtem Schwitzen.

Viele Frauen schwitzen ohne äußeren Anlass ihre Kleider komplett durch. Das kann sehr unangenehm sein, wenn man bei der Arbeit ist und keine Wechselbekleidung dabei hat.

Wenn andere Menschen noch frieren, sehnen sich die betroffenen Frauen danach, das Fenster zu öffnen und den Pullover auszuziehen.

Manchmal werden die Wechseljahre zu Recht als die heißen Jahre bezeichnet.

Viele Frauen, die vor den Wechseljahren oft gefroren haben, schwitzen auf einmal ständig und brauchen auch im Winter kaum noch einen Mantel.

Wenn es gelingt, diese Schwitzneigung positiv zu nutzen, kann sie eine echte Bereicherung für das Leben sein. Denn es bedeutet eine gewisse Stärke, nicht immerzu zu frieren.

Doch für die meisten Frauen bedeutet die Schwitzneigung eine erhebliche Umstellung ihrer Lebensweise.

Ein T-Shirt zum Wechseln und ein Deo gehören für viele zur ständigen Ausrüstung in ihrer Handtasche (die dafür eine gewisse Größe braucht).

Hilfreich ist es auch, wenn man sich nach dem Zwiebelprinzip in mehreren Schichten anzieht, sodass man sich schnell eine oder mehrere Schichten ausziehen kann, sobald es zu warm wird und der Schweißausbruch droht.

Der großen inneren Hitze kann man auch gezielt eingesetzte große Kälte entgegensetzen. Dies kann man beispielsweise mit kalten Wassergüssen und eventuell sogar Winterschwimmen bewirken. Mit diesen Kaltwasser-Anwendungen stärkt man außerdem das Immunsystem und das Wohlbefinden. Auch Sauna hilft, mit der inneren Hitze klarzukommen.

Schüsslersalze können helfen, das Temperaturempfinden zu harmonisieren.

Wann zum Arzt: bei Problemen durch Schweißausbrüche

Schulmedizin: Hormonbehandlung

Heilpflanzen: Salbei, Traubensilberkerze, Schafgarbe

Hausmittel: Kaltwasser-Anwendungen, Winterschwimmen

Schüsslersalze-Behandlung:

- morgens: 2-3 Tabletten Nr. 2 Calcium Phosphoricum

- mittags: 2-3 Tabletten Nr. 5 Kalium Phosphoricum
- abends: 2-3 Tabletten Nr. 3 Ferrum Phosphoricum

Weitere Schüssler-Salze: 6, 7, 8, 9, 10, 11, 15, 22

Schwindelgefühl

Schwindel gehört zu den typischen Wechseljahrsbeschwerden, die aber eher unbekannt dafür sind, in den Wechseljahren aufzutreten.

Daher sind viele Frauen erschrocken und besorgt, wenn sie in den Wechseljahren häufig Schwindelgefühle empfinden. Da sie nicht wissen, dass der Schwindel von den Hormonschwankungen verursacht wird, machen sie sich Sorgen über die ihnen unbekannte Ursache.

Zwar kann Schwindel auch in der Zeit der Wechseljahre durch viele verschiedene Ursachen hervorgerufen werden, darunter auch ernsthafte, wie Durchblutungsstörungen im Gehirn, aber meistens ist er in den Wechseljahren schlichtweg eine der zahlreichen Wechseljahrsbeschwerden.

Gegen den Schwindel in den Wechseljahren helfen weitgehend die gleichen Behandlungsmaßnahmen in puncto Lebensführung, wie bei den anderen Wechseljahrsbeschwerden: Bewegung, ausreichend Ruhe, viel trinken.

Zahlreiche Heilpflanzen helfen, das Nervensystem zu stabilisieren.

Schüsslersalze können durch Förderung der Mineralversorgung dazu beitragen, dass die Nerven wieder zur Ruhe finden und man sein Gleichgewicht wieder findet.

Wann zum Arzt: Bei häufigem Schwindel

Schulmedizin: Je nach Ursache

Heilpflanzen: Ginkgo, Johanniskraut, Lavendel, Rosmarin,

Hausmittel: Ruhig atmen, festhalten, Kopf langsam drehen, Schwedenkräuter

Schüsslersalze-Behandlung:

- morgens: 2-3 Tabletten Nr. 5 Kalium Phosphoricum
- mittags: 2-3 Tabletten Nr. 7 Magnesium Phosphoricum
- abends: 2-3 Tabletten Nr. 10 Natrium Sulfuricum

Weitere Schüssler-Salze: 6, 11, 15, 17, 20, 21

Stimmungsschwankungen

Schwankungen in der Stimmungslage gehören zu den Wechseljahren wie die Reizbarkeit (siehe Seite 111).

Der niedrige Progesteronspiegel und das ständige Auf und Ab der Hormone bringen die Gefühlslage gründlich durcheinander.

Die Redewendung "himmelhoch jauchzend - zu Tode betrübt" scheint wie für diese Gefühlsschwankungen erfunden zu sein.

Um seiner chaotischen Stimmungen wieder Herr zu werden, braucht man Zeit, um in sich zu gehen und zu sich zu finden. Gerade in der Zeit der Wechseljahre, mitten im Leben stehend, fehlt einem scheinbar oft die Zeit für sich selbst. Das ist ein deutliches Zeichen, dass man sich sein Leben so einrichten sollte, dass man mehr Zeit für sich selbst erübrigen kann.

Ansonsten helfen auch die übrigen Maßnahmen zur Behandlung der Wechseljahre, um die Stimmungslage wieder zu normalisieren.

Schüsslersalze können dazu beitragen, dass Körper und Seele ausreichend mit Mineralien versorgt sind und so ausgewogen funktionieren können.

Wann zum Arzt: bei erheblichen Problemen durch Stimmungsschwankungen

Schulmedizin: evtl. Beruhigungsmittel, Hormontherapie, Psychotherapie

Heilpflanzen: Johanniskraut, Baldrian, Melisse, Lavendel

Hausmittel: Zeit für sich, Spaziergänge, Sitzen am Wasser

Schüsslersalze-Behandlung:

- morgens: 2-3 Tabletten Nr. 2 Calcium Phosphoricum
- mittags: 2-3 Tabletten Nr. 5 Kalium Phosphoricum
- abends: 2-3 Tabletten Nr. 7 Magnesium Phosphoricum

Weitere Schüssler-Salze: 21

Trockene Haut

Östrogen sorgt bei Frauen dafür, dass die Haut geschmeidig und gut ernährt ist. Wenn der Östrogenspiegel während der Wechseljahre sinkt, wird die Haut häufig ausgesprochen trocken. Diese Hauttrockenheit tritt oft schon auf, bevor andere Probleme eines Östrogenmangels spürbar werden.

Die Trockenhaut der Haut kann so stark werden, dass sie zu Juckreiz und Ekzemen führt.

Eine reichhaltige Hautpflege ist notwendig, um die Haut in einem möglichst guten Zustand zu halten. Cremes und Lotionen mit Urea haben sich bewährt, um die Feuchtigkeit in der Haut zu halten.

Man sollte auch darauf verzichten, häufig lange warm zu duschen oder zu baden. Vor allem mit Duschgels und Badezusätzen sollte man sehr zurückhaltend sein. Sauber wird man auch durch eine kurze Dusche und Duschgel braucht man eigentlich nur für die besonders schwitzenden Bereiche, z.B. unter den Armen. Die trockene Haut an Rücken, Bauch, Beinen und Armen sollte man nicht durch Duschgel ihres Säureschutzmantels berauben.

Am wirksamsten gegen trockene Haut helfen kurze, kalte Duschen. Zu dieser Maßnahme können sich aber nur wenige Frauen durchringen.

Im Winter sollte man darauf achten, dass die Raumluft nicht zu trocken wird. Im Zweifelsfall braucht man einen Luftbefeuchter, um die Luft feucht zu halten.

Schüsslersalze können den Zustand der Haut verbessern, sodass sie nicht mehr zu trocken ist. Dadurch lässt dann meistens auch der Juckreiz nach.

Wann zum Arzt: bei Problemen durch trockene Haut

Schulmedizin: Cremes

Heilpflanzen: Aloe vera, Ehrenpreis, Ringelblume

Hausmittel: Kaltes Wasser, reichlich trinken

Schüsslersalze-Behandlung:

- morgens: 2-3 Tabletten Nr. 8 Natrium Chloratum
- mittags: 2-3 Tabletten Nr. 8 Natrium Chloratum
- abends: 2-3 Tabletten Nr. 8 Natrium Chloratum

Weitere Schüssler-Salze: 20

Trockene Schleimhäute

In den Wechseljahren wird nicht nur die normale Haut trocken, sondern auch die Schleimhäute sind weniger feucht als in früheren Jahren.

In den Augen kann sich das durch augenschmerzen äußern, vor allem in trockener Büroluft bei lang andauernder Bildschirmarbeit.

Durch trockene Schleimhäute in den Atemwegen kann es häufiger zu Erkältungen kommen, wie Bronchitis, Schnupfen, Nebenhöhlen-entzündung oder Halsschmerzen.

Auch die Blase neigt wegen der trockenen Schleimhäute eher zu Entzündungen. Manche Frauen erleben in den Wechseljahren erstmalig Blasenentzündungen.

Für viele Frauen ist es jedoch am schlimmsten, dass auch die Scheidenschleimhäute zu Trockenheit neigen. Dadurch wird das Liebensleben oft erheblich beeinträchtigt. Mithilfe eines Gels kann man dieses Problem jedoch beheben und trotz trockener Schleimhäute ein erfülltes Geschlechtsleben genießen.

Gegen die trockenen Schleimhäute hilft einerseits die Behandlung des Östrogenmangels.

Wichtig ist auch, dass man viel Wasser trinkt, damit der Körper mit ausreichend Flüssigkeit versorgt ist, um die Schleimhäute gut zu befeuchten.

Mithilfe Schüsslersalzen kann man den Flüssigkeitshaushalt wieder ins Gleichgewicht bringen.

Wann zum Arzt: Bei schmerzenden Schleimhäuten

Schulmedizin: Hormontherapie

Heilpflanzen: Traubensilberkerze, Aloe vera, Ehrenpreis

Hausmittel: reichlich trinken

Schüsslersalze-Behandlung:

- morgens: 2-3 Tabletten Nr. 8 Natrium Chloratum
- mittags: 2-3 Tabletten Nr. 8 Natrium Chloratum
- abends: 2-3 Tabletten Nr. 8 Natrium Chloratum

Weitere Schüssler-Salze: 20

Unruhe

Sehr häufig kommt es in den Wechseljahren zu ausgeprägter Unruhe.

Die Unruhe ist einerseits eine Begleiterscheinung der Hitzewallungen.

Auch wenn man nachts nicht schlafen kann, wird man häufig von Unruhe getrieben. Und schließlich tritt die Unruhe auch auf, wenn man reizbar ist oder unter Stimmungsschwankungen leidet.

Die Hauptursache für die Unruhe in den Wechseljahren ist der Progesteronmangel.

Daher hilft gegen die Unruhe einerseits, wenn man sie durch seine Lebensweise abmildert, und andererseits durch die Behandlung des Progesteronmangels.

Regelmäßige Bewegung hilft, dass man sich in ruhigen Zeiten entsprechend ruhig fühlt. Dadurch kann die Qualität des Schlafes deutlich verbessert werden. Bewegung fördert auch die Hormonproduktion, sodass man gleich mehrere positive Effekte auf einmal erzielt.

Auch mit beruhigen Heilpflanzen kann man die Unruhe etwas besänftigen.

Die Behandlung des Progesteronmangels wird auf Seite 110 beschrieben.

Mit Schüsslersalzen kann man sowohl die Unruhe behandeln als auch die Hormone ausgleichen helfen.

Wann zum Arzt: bei Problemen durch die Unruhe

Schulmedizin: evtl. Beruhigungsmittel

Heilpflanzen: Johanniskraut, Baldrian, Lavendel, Melisse, Passionsblume

Hausmittel: Regelmäßige Bewegung, Autogenes Training, Yoga

Schüsslersalze-Behandlung:

- morgens: 2-3 Tabletten Nr. 2 Calcium Phosphoricum
- mittags: 2-3 Tabletten Nr. 5 Kalium Phosphoricum
- abends: 2-3 Tabletten Nr. 8 Natrium Chloratum

Weitere Schüssler-Salze: 11, 13, 15

Übergewicht

Viele Frauen erleben schon zu Beginn ihrer Wechseljahre eine deutliche Gewichtszunahme, auch wenn sie gar nicht mehr essen.

Die Gewichtszunahme ist ein klassisches Wechseljahrs-Symptom. Häufig wird vor allem der Bauch dicker als vorher.

Die Gewichtszunahme in den Wechseljahren hat mehrere Ursachen.

Der Progesteronmangel sorgt wegen der Östrogen-Dominanz für eine vermehrte Fettspeicherung und außerdem für Wassereinlagerungen.

Weil durch eine Verringerung der weiblichen Hormone meistens auch die männlichen Hormone (z.B. Testosteron) eine dominantere Rolle bekommen, findet die Gewichtszunahme häufig besonders im Bauch statt. Die Frauen bekommen also den eher für Männer typischen Kugelbauch.

Außerdem findet in den Wechseljahren häufig eine Gewichtszunahme statt, weil die Produktion eines befruchtungsfähigen Eis täglich etwa 300 Kcal verbraucht. Wenn keine Eier mehr produziert werden, entfällt auch dieser Kalorienverbrauch. Als Frau in und nach den Wechseljahren braucht man also weniger Nahrung als zuvor.

Ein weiterer häufiger Faktor für die Gewichtszunahme ist, dass die Muskelmasse bei Frauen ab dem 30. Lebensjahr durchschnittlich um ein Prozent schrumpft, wenn man nicht aktiv durch Krafttraining etwas dagegen tut. Wenn man erst einmal die Wechseljahre erreicht hat, macht sich dieser Muskelverlust schon deutlich bemerkbar. Der Grundumsatz sinkt spürbar, weil Muskeln viel Kalorien verbrauchen.

Hinzu kommen noch etliche weitere Faktoren, die dafür sorgen, dass man im Alter mit weniger Nahrung auskommt als in jungen Jahren.

Wenn eine Frau also ihren bisherigen Lebenswandel beibehält, nimmt sie in den Wechseljahren unweigerlich zu.

Als Frau muss man sein Bewegungspensum und die Nahrungsmenge also auf den geringeren Verbrauch einstellen, wenn man in die Wechseljahre kommt, um das Normalgewicht zu halten.

Wenn man erst einmal deutlich zugenommen hat, ist es in den Wechseljahren meistens schwieriger als früher, wieder abzunehmen.

Mit Crash-Diäten nimmt man wegen des Jojo-Effektes langfristig immer weiter zu, anstatt das Wunschgewicht zu erreichen.

Eine dauerhafte Gewichtsabnahme erreicht man nur durch Ernährungsumstellung, viel Bewegung und eine Stoffwechsel-Belebung.

Schüsslersalze können den Stoffwechsel beleben und dadurch beim Abnehmen oder Gewicht-Halten helfen.

Wann zum Arzt: Bei Beschwerden durch starkes Übergewicht

Schulmedizin: Diät, Sport, evtl. Operationen

Heilpflanzen: Birke, Blasentang, Eberwurzel, Hauhechel, Zimt

Hausmittel: Kombucha, Wasser vor den Mahlzeiten, Schwedenkräuter

Schüsslersalze-Behandlung:

- morgens: 2-3 Tabletten Nr. 4 Kalium Chloratum
- mittags: 2-3 Tabletten Nr. 9 Natrium Phosphoricum
- abends: 2-3 Tabletten Nr. 10 Natrium Sulfuricum

Weitere Schüssler-Salze: 6, 7, 12, 22, 23, 27

Zyklusschwankungen

Schwankungen des Zyklus treten bei fast jeder Frau in den Wechseljahren auf, bevor die Menstruationsblutungen eines Tages völlig aufhören.

Typisch für die Zyklusschwankungen ist vor allem, dass der Zyklus irgendwann macht, was er will. Man kann sich auf gar nichts mehr verlassen, weder auf die Zyklusdauer früherer Zeiten noch auf die Erfahrung der jeweils letzten Monate.

Wenn man sich beispielsweise gerade daran gewöhnt hat, dass die Abstände zwischen den Menstruationsblutungen fast ein halbes Jahr dauern, kommt es auf einmal alle drei Wochen zu einer Blutung, um dann für ein Dreivierteljahr auszubleiben.

Es gibt jedoch bei vielen Frauen eine Art klassischen Verlauf, wie sich die Zyklen im Verlauf der Wechseljahre verändern. Zwischendrin gibt es aber immer wieder überraschende Ausreißer, so als wollte der Körper vermeiden, dass man sich an eine neue Regelmäßigkeit gewöhnt.

Zu Beginn werden die Abstände zwischen den Blutungen oft unmerklich kürzer. Irgendwann hat man dann eventuell sogar alle drei Wochen eine Menstruationsblutung. Diese Blutungen sind oft stärker als gewohnt und dauern manchmal auch länger als früher.

Die Ursache für diese kurzen Abstände und den starken Verlauf ist der Progesteronmangel und die fehlenden Eisprünge.

Wenn eine Eierstockszyste besteht, kann es zu extrem langen Blutungen kommen, die gar nicht mehr aufhören wollen. Auch extrem starke Blutungen können auftreten mit Klumpen und Blutmengen, die das Verlassen des Hauses fast unmöglich machen. Sowohl bei sehr langen als auch bei sehr starken Blutungen sollte man den Arzt aufsuchen. Der Arzt wird die Ursache abklären (es könnte beispielsweise auch ein Myom dahinter stecken) und die Blutung mit Gestagenen oder einer Ausschabung behandeln.

Wenn nach einigen Jahren der Östrogenmangel besonders ausgeprägt ist, werden die Abstände zwischen den Blutungen immer länger. Die Blutungen sind dann meistens auch schwächer und kürzer als gewohnt.

Zwischendrin kann es aber immer mal wieder zu häufigeren und stärkeren Blutungen kommen.

Eines Tages stellt man fest, dass die letzte Blutung ein ganzes Jahr zurück liegt. Dann kann man im allgemeinen davon ausgehen, dass die Blutungen endgültig aufgehört haben.

Wann zum Arzt: bei extrem starken oder langen Blutungen.

Schulmedizin: Hormontherapie, Ausschabung

Heilpflanzen: Mönchspfeffer, Yamswurzel, Traubensilberkerze

Hausmittel: viel bewegen, viel trinken

Schüsslersalze-Behandlung:

- morgens: 2-3 Tabletten Nr. 1 Calcium Fluoratum
- mittags: 2-3 Tabletten Nr. 2 Calcium Phosphoricum
- abends: 2-3 Tabletten Nr. 7 Magnesium Phosphoricum
- bei starkem Blutverlust: Nr. 3 Ferrum Phosphoricum

Weitere Schüssler-Salze: 25

Kur-Fragebogen

Stellen Sie Ihre individuelle Schüssler-Kur zusammen.

Dies ist ein Selbsttest-Fragebogen, mit dem Sie herausfinden können, welche Schüsslersalze in der aktuellen Situation am besten zu Ihnen passen.

Durch Ankreuzen der zutreffenden Fragen, erfahren Sie, welche Schüsslersalze Ihnen optimal helfen können.

Durchführung

Sie können sich diese Buchseiten kopieren, wenn Sie nicht im Buch direkt schreiben wollen.

Sie können das Formular auch kostenlos als PDF-Datei runterladen und ausdrucken:

http://schuessler-salze-fuer-die-wechseljahre.de/buch/selbsttest-fragebogen.pdf

Oder Sie führen den Test direkt online im Internet durch. Dann übernimmt unsere Test-Software sogar die Auswertung für Sie:

http://schuessler-salze-fuer-die-wechseljahre.de/buch/selbsttest-fragebogen.htm

Kreuzen Sie zutreffende Fragen einfach an.

Allgemeine Fragen

Wie ist Ihre allgemeine Wechseljahre-Situation?

1.1	Haben Ihre Wechseljahre erst kürzlich begonnen?	
1.2	Sind Sie schon länger in den Wechseljahren?	
1.3	Haben Sie Ihre letzte Periodenblutung schon hinter sich?	
1.4	Leiden Sie stark unter zahlreichen Wechseljahrsbeschwerden?	

Wechseljahrs-Beschwerden

Leiden Sie unter Beschwerden durch die Wechseljahre?

2.1	Fühlen Sie sich oft antriebsschwach?	
2.2	Leiden Sie unter Arthrose?	
2.3	Wächst Ihnen ein Damenbart?	
2.4	Gehen unwillkürlich beim Husten, Niesen oder Springen Spritzer mit Urin ab?	
2.5	Haben Sie ein schwaches Bindegewebe?	
2.6	Neigen Sie zu Blasenentzündungen?	
2.7	Haben oder hatten Sie schon Knoten in der Brust?	
2.8	Schmerzen Ihre Brüste oft oder manchmal und sind sie geschwollen?	
2.9	Leiden Sie unter Depressionen?	
2.10	Haben oder hatten Sie schon Zysten am Eierstock?	
2.11	Haben Sie einen Eisenmangel oder sind Sie blass?	
2.12	Haben Sie vermehrt Falten bekommen?	
2.13	Schmerzt Ihre Galle hin und wieder oder haben Sie Gallensteine?	
2.14	Haben Sie eine Gebärmutter- oder Blasensenkung?	
2.15	Lässt Ihr Gedächtnis Sie manchmal im Stich?	
2.16	Schmerzen Ihre Gelenke?	
2.17	Neigen Sie zu geschwollenen Füßen?	
2.18	Fallen Ihre Haare vermehrt aus?	
2.19	Ist Ihre Haut schnell gealtert?	
2.20	Klopft Ihr Herz manchmal schnell und stark?	
2.21	Leiden Sie stark unter Hitzewallungen?	
2.22	Juckt Ihre Haut?	
2.23	Haben Sie häufig Kopfschmerzen?	
2.24	Haben Sie Krampfadern?	

2.25	Hat Ihre Lust im Bett nachgelassen?	
2.26	Haben Sie starke Menstruationsbeschwerden?	
2.27	Leiden Sie verstärkt unter Migräne?	
2.28	Schmerzen Ihre Muskeln?	
2.29	Schwitzen Sie in der Nacht?	
2.30	Leiden Sie unter Wassereinlagerungen in Füßen, Händen, Bauch oder Gesicht?	
2.31	Leiden Sie unter Orangenhaut?	
2.32	Haben Sie leichten Knochenschwund (Osteopenie) oder leiden Sie gar unter Osteoporose?	
2.33	Haben Sie vor der Periodenblutung schlechte Laune?	
2.34	Sind Sie oft gereizt?	
2.35	Leiden Sie oft unter Rückenschmerzen?	
2.36	Können Sie nachts schlecht schlafen?	
2.37	Schwitzen Sie viel?	
2.38	Ist Ihnen häufig schwindelig?	
2.39	Leiden Sie unter Stimmungsschwankungen?	
2.40	Haben Sie trockene Haut?	
2.41	Haben Sie trockene Schleimhäute?	
2.42	Sind Sie oft sehr unruhig?	
2.43	Haben Sie Übergewicht?	
2.44	Haben Sie verkürzte Periodenzyklen?	
2.45	Haben Sie lange Pausen zwischen den Blutungen?	
2.46	Macht Ihre Periode was sie will ohne jede Verlässlichkeit?	
2.47	Ist Ihre Perioden-Blutung eher schwach ausgeprägt?	
2.48	Haben Sie starke Periodenblutungen?	
2.49	Haben Sie sehr lange Periodenblutungen?	

Antlitzanalyse - Augen

Wie sieht Ihre Augenpartie aus? Betrachten Sie sich zur Beantwortung dieser Fragen am besten im Spiegel.

3.1	Würfelfalten um die Augen	
3.2	Gefächerte Falten unterhalb der Augen	
3.3	Braun-schwarze Einfärbung um die Augen	
3.4	Blau-schwarzer Schatten an der Nasenwurzel und unter den Augen	
3.5	Verklebte Augen	
3.6	Graue Augenpartie	
3.7	Dunkle Augenlider	
3.8	Zucken der Augenlider	
3.9	Feuchter Glanz auf dem Oberlid, ähnlich wie Schneckenschleim (Gelatine-Glanz)	
3.10	Helle Augenlider	
3.11	Weiße Absonderungen der Augen	
3.12	Rötungen am äußeren Augenwinkel	
3.13	Tiefliegende Augen	
3.14	Schlupflider	
3.15	Lachfalten	
3.16	Krähenfüße	

Antlitzanalyse - Gesicht, Haut und Haar

Wie sieht Ihr Gesicht und Ihr Kopf aus? Betrachten Sie sich zur Beantwortung dieser Fragen am besten im Spiegel.

4.1	Rissige Lippen, Mundwinkel, Hände, Finger	
4.2	Käsige Gesichtsfarbe	○
4.3	Gerötete Stirn, Wangen	
4.4	Aschgraue Haut, vor allem am Kinn	
4.5	Braun-gelbe Haut	
4.6	Sommersprossen	
4.7	Rote, runde Flecken auf den Wangen	
4.8	Große Hautporen	
4.9	Trockene Haut	
4.10	Dünne Haut	
4.11	Falten, Runzeln	
4.12	Grün-gelbe Gesichtsfarbe, vor allem Stirn und Schläfen	
4.13	Glänzende Haut, wie lackiert (Glasurglanz)	
4.14	Weiße, alabasterartige Hautfärbung (wie Gips)	
4.15	Altersflecken	○
4.16	Geschwollene Lymphknoten	
4.17	Verschwitzte Haare	
4.18	Kopfschuppen	
4.19	Geheimratsecken, Haarausfall	
4.20	Brüchige Haare	
4.21	Graue Haare	
4.22	Doppelkinn	○
4.23	Cellulite	

Auswertung

In der nachfolgenden Tabelle finden Sie die Auswertungen zu den einzelnen Fragen. In der Spalte "Salze" stehen jeweils die Schüsslersalz-Nummern, die zu den Fragen passen.

Frage	Salze
1.1	1, 2, 7
1.2	1, 2
1.3	1, 2
1.4	1, 3, 7
2.1	5,6,7,8,11
2.2	6, 8, 12
2.3	1, 2, 7
2.4	1,5,9,10,11
2.5	1, 8, 11
2.6	3, 4, 9, 12
2.7	1, 9, 11
2.8	1, 2, 7
2.9	5, 6, 7, 11
2.10	1, 3, 7
2.11	2, 3
2.12	1, 8, 11
2.13	3, 9, 10
2.14	1, 8, 11
2.15	3, 5, 8, 12
2.16	1, 3, 4, 6, 9, 10, 11, 12
2.17	4, 8, 11
2.18	1, 3, 5, 11
2.19	2, 7, 11
2.20	2, 5, 6
2.21	1, 3, 5
2.22	2, 3, 6, 7, 8, 10, 11
2.23	2, 7, 8, 10
2.24	1, 3, 4, 9, 11
2.25	1, 2, 7, 8
2.26	1, 2, 7
2.27	3, 4, 5, 6, 7, 8, 10, 11, 12
2.28	1, 2, 7
2.29	1, 2, 11
2.30	4, 8, 10
2.31	1,8,9,10,11
2.32	1, 2, 11
2.33	1, 2, 7
2.34	1, 2, 5, 8
2.35	2, 3, 7, 9
2.36	2,5,7,11,12
2.37	2, 3, 5, 6, 7, 8, 9, 10, 11
2.38	5,6,7,10,11
2.39	2, 5, 7
2.40	8
2.41	8
2.42	2, 5, 8, 11
2.43	4,6,7,9,10,12
2.44	1, 2, 7
2.45	1, 2
2.46	1, 2, 7
2.47	1, 2
2.48	1, 2, 3, 7
2.49	1, 2, 3, 7
3.1	1
3.2	1
3.3	1
3.4	3
3.5	4
3.6	5
3.7	6
3.8	7,11
3.9	8
3.10	8
3.11	8
3.12	10
3.13	11

3.14	11
3.15	11
3.16	11
4.1	1
4.2	2,4
4.3	3
4.4	5
4.5	6
4.6	6

4.7	7
4.8	8,9
4.9	8
4.10	1,5,11
4.11	1,8,11
4.12	10
4.13	11
4.14	12
4.15	12

4.16	4
4.17	2
4.18	8
4.19	11
4.20	1,2,3,11,12
4.21	6,11
4.22	9
4.23	8,9,10,11

Strichliste führen

Führen Sie in der untenstehenden Liste eine Strichliste für all die Schüsslersalz-Nummern, die zu den Fragen gehören, die Sie angekreuzt haben.

Salz	Strichliste	Summe
Nr. 1		
Nr. 2		
Nr. 3		
Nr. 4		
Nr. 5		
Nr. 6		
Nr. 7		
Nr. 8		
Nr. 9		
Nr. 10		
Nr. 11		
Nr. 12		

Zählen Sie am Schluss für jedes Salz alle Striche zusammen.

Die 3 Schüsslersalze mit den höchsten Punktzahlen sind die Schüsslersalze für Ihre Kur.

Ihre Kursalze

Tragen Sie hier Ihre drei Kursalze ein.

Nr.	Name	Anzahl
Nr.		
Nr.		
Nr.		

Durchführung der Kur

Die Durchführung der Kur entspricht der Beschreibung ab Seite 67:

- Heißgetränk zum Auftakt. Je Salz 3 Tabletten in heißem Wasser auflösen
- 3 Tage Intensiv-Einstieg mit 6 mal täglicher Tabletten-Einnahme. Jeweils je Salz 1 Tablette.
- Drei bis sechs Wochen Kurdauer mit 3 mal täglicher Tabletten-Einnahme. Jeweils je Salz 1 Tablette.

Wenn Sie wollen, können Sie ergänzend wahlweise die Salbe 1 oder 11 ein bis zwei Mal täglich auf Ihre Problemzonen einreiben.

Ernähren Sie sich während der Kur gesund und abwechslungsreich.

Treiben Sie außerdem regelmäßig Sport, sofern Ihr Gesundheitszustand dies erlaubt. Drei bis fünf Mal pro Woche 30-90 Minuten sind empfehlenswert.

Anwendungsgebiete von A bis Z

Hier finden Sie zahlreiche Krankheiten und Anwendungsgebiete für Schüßler-Salze. Bei den Anwendungsgebieten finden Sie nicht nur Anwendungen gegen bestimmte Beschwerden, sondern auch Anwendungen für bestimmte Bereiche, z.B. Entspannung.

Sie können wahlweise das Salz verwenden, das am besten passt, oder Sie wenden eine Mischung aus mehreren Salzen an.

Um die Wirkung der aufgelisteten Schüßlersalze zu optimieren, können Sie sie jeweils sowohl innerlich als auch äußerlich anwenden.

Die Nummern hinter den Anwendungsgebieten sind die Nummern der jeweiligen Schüßler-Salze.

Adipositas: 4, 9, 12, 22, 27
Aggressivität: 1, 3, 6, 7, 11, 27
Akne: 1, 3, 4, 9, 10, 11, 12, 14, 15, 21, 24
Angespanntheit: 7, 10, 16
Angst: 5, 22
Angstanfälle: 13
Anti Aging: 11
Antriebsschwäche: 5, 6, 7, 8, 11
Anämie: 2, 8, 13, 17, 21, 27
Arthrose: 6, 8, 12, 17
Aufgedunsenes Gesicht: 8, 10, 13, 15
Aufgeschwemmtheit: 8, 10, 13, 15
Ausbleibende Periode: 2, 14, 25
Ausfluss: 1, 2, 11, 20, 25
Bartwuchs: 1, 2, 7, 14, 24, 25
Bedrückung: 1, 3, 7, 11, 12, 24, 26
Beengungsgefühl: 1, 6, 7, 17, 25
Belastbarkeit: 2, 3, 6, 7
Belastungs-Inkontinenz: 1, 5, 9, 10, 11
Besenreiser: 4
Betrübnis: 9, 16
Bewegungsmangel: 1, 3, 6, 10, 17
Bindegewebsschwäche: 1, 8, 11, 17, 18, 19
Blasenentzündung: 3, 4, 9, 12, 16, 21
Blasenschwäche: 10, 20
Blasensenkung: 1, 8, 11, 17, 18, 19
Blasse Lippen: 2
Blutarmut: 2, 8, 13, 17, 21, 27
Blutungen: 3, 17
Blutverlust: 2, 17, 27
Blässe: 2
Brustknoten: 1, 9, 11, 27
Brustschwellung: 1, 2, 7, 14, 17, 25
Cellulite: 1, 8, 9, 10, 11
Denkblockade: 10, 26
Depressionen: 5, 6, 7, 11, 14, 15, 17, 22

Weitere Bücher von Eva Marbach

Eva Marbach hat weitere Bücher über Schüssler-Salze, die Wechseljahre und andere Frauenthemen geschrieben.

Hier eine kleine Auswahl:

Schüssler-Salze Hausapotheke

Alle 27 Salze erklärt und über 1200 Heilanwendungen

In diesem Buch werden die zwölf Funktionsmittel, die fünfzehn Ergänzungsmittel und die sieben Ergänzungsmittel nach Joachim Broy ausführlich vorgestellt. Sie erfahren, wie die Schüßler-Salze wirken und wie Sie sie anwenden können. Behandlungshinweise für über 1200 körperliche und seelische Anwendungsgebiete machen das Buch zu einem wertvollen Nachschlagewerk.

ISBN-13: 978-3-938764-11-4 - 204 Seiten - 19,80 Euro

Erfolgreich abnehmen mit Schüssler-Salzen

Stoffwechsel aktivieren und Abnehmhindernisse auflösen.

Oft verhindern Stoffwechselblockaden das erfolgreiche Abnehmen trotz Bewegung und Ernährungsumstellung. Schüssler-Salze können helfen, diese Abnehmhindernisse beiseite zu räumen und den Stoffwechsel zu beleben.

ISBN-13: 978-3-938764-05-3 - 144 Seiten - 14,80 Euro

Schüssler-Salze für Senioren

Bei guter Gesundheit älter werden.

In diesem Buch finden Sie ausführliche Beschreibungen der 27 Schüsslersalze und Behandlungshinweise zu zahlreichen typischen Krankheiten des Alters. Eine spezielle Schüssler-Kur für Senioren und ein Selbsttest runden den Inhalt ab.

ISBN-13: 978-3-938764-07-7 - 144 Seiten - 14,80 Euro

Schüssler-Salben und Cremes

Heilanwendungen, Beauty-Tipps und Rezepte zum Selbermachen.

Hier werden die 12 Funktionsmittel und die 15 Ergänzungsmittel und ihre äußerliche Anwendung ausführlich vorgestellt. Zum Selbermachen von

Schüßler-Cremes gibt es Schritt-für-Schritt-Anleitungen mit Fotos. Über 400 Anwendungsgebiete mit Hinweisen zu passenden Schüßlersalben runden das Angebot ab.

ISBN-13: 978-3-938764-03-9 - 144 Seiten - 14,80 Euro

Schüssler-Salze Taschenapotheke

Das Schüsslersalze-Handbuch für die Westentasche.

In diesem Buch werden die zwölf Funktionsmittel und die fünfzehn Ergänzungsmittel kurz vorgestellt. Sie erfahren, wie die Schüssler-Salze wirken und wie Sie sie anwenden können. Behandlungshinweise für die wichtigsten Anwendungsgebiete und eine Liste mit über 1200 körperlichen und seelischen Anwendungsgebiete machen das Buch zu einem wertvollen kleinen Nachschlagewerk.

ISBN-13: 978-3-938764-14-5 - 96 Seiten - 9,80 Euro

Östrogen-Dominanz

Die wahre Ursache für PMS und Wechseljahrsbeschwerden.

In diesem Buch wird die Wirkungsweise der Hormone genau und leicht verständlich erklärt. Zur Behandlung der Östrogendominanz werden Methoden aus der Naturheilkunde und der Schulmedizin vorgestellt.

ISBN-13: 978-3-938764-09-1 - 152 Seiten - 14,80 Euro

Erfolgreich abnehmen beginnt im Kopf

Abnehm-Irrtümer aufklären und mit neuer Motivation durchstarten.

In diesem Buch werden verbreitete Abnehmirrtümer aufgeklärt und Abnehmhindernisse erklärt. Sie erfahren, wie Sie sich mit Ihrem Unterbewusstsein und Ihrem inneren Schweinehund verbünden können, um voller Motivation erfolgreich abzunehmen.

ISBN-13: 978-3-938764-09-1 - 152 Seiten - 14,80 Euro

Gesundheitsratgeber Blasenentzündung

Blasenentzündungen mit Naturheilkunde und Schulmedizin erfolgreich behandeln

In diesem Buch werden Ursache, Symptome und verschiedene Formen der Blasenentzündung beschrieben. Für leichte Fälle gibt es ausgiebige Tipps zur Behandlung mithilfe der Naturheilkunde und Hausmitteln. Für schwerere Fälle wird erklärt, warum man Antibiotika braucht und was man bei ihrer Anwendung beachten sollte. Tipps zur Vorbeugung runden das Buch ab.

ISBN-13: 978-3-938764-15-2 - 76 Seiten - 9,80 Euro

Ab Januar/Februar 2010

Erfolgreich abnehmen durch Hintergrundwissen

Zusammenhänge verstehen und Hindernisse gezielt ausräumen.

ISBN-13: 978-3-938764-24-4 - ca. 204 Seiten - 19,80 Euro

Erfolgreich abnehmen in den Wechseljahren

Schlank und fit im Klimakterium.

ISBN-13: 978-3-938764-21-3 - ca. 144 Seiten - 14,80 Euro

Gesundheitsratgeber Wechseljahre

Wechseljahrsbeschwerden mit Naturheilkunde und Schulmedizin erfolgreich behandeln.

ISBN-13: 978-3-938764-17-6 - ca. 96 Seiten - 9,80 Euro

Außerdem geplante Sachbücher:

- Erfolgreich abnehmen bei Hormon-Problemen
- Der dicke Bauch

Weitere Informationen über die Bücher und Webseiten von Eva Marbach finden Sie auf folgender Internet-Adresse:

- www.eva-marbach.com

Schüßlersalze im Internet

Im Internet finden Sie auf zahlreichen Webseiten Informationen über Schüßlersalze.

Speziell zu dem vorliegenden Buch gibt es eine extra Webseite, auf der Sie alle Seiten lesen und durchsuchen können:

Webseite zum Buch:

www.schuessler-salze-fuer-die-wechseljahre.de

Webseiten über Schüßlersalze

Hier finden Sie die Internetadressen unseren Schüßlersalz-Projekten:

www.schuessler-salze-liste.de
Heilen durch Mineralsalze, ohne Nebenwirkung, Antlitzanalyse,...

www.schuessler-salze-hausapotheke.de
Alle 27 Salze erklärt und über 1200 Heilanwendungen. Mit Buch

www.erfolgreich-abnehmen-mit-schuessler-salzen.de
Abnehm-Kur mit Schüßler-Salzen und Ernährungstipps. Mit Buch.

www.schuessler-salben-und-cremes.de
Schüßler-Salben und Cremes selbstgemacht. Mit Buch.

www.schuessler-salze-fuer-senioren.de
Bei guter Gesundheit älter werden. Mit Buch

www.schuessler-salze-fuer-frauen.de
Schüßlersalze zur Förderung der Frauengesundheit.

www.schuessler-salze-in-den-wechseljahren.de
Schüßlersalze zur Behandlung von Wechseljahrsbeschwerden.

www.schuessler-salze-in-der-schwangerschaft.de
Schüßlersalze gegen Schwangerschaftsbeschwerden.

www.schuessler-salze-fuer-kinder.de
Kinder mit Schüßlersalzen behandeln.

www.schuessler-salze-bestellen.de
Informationen über Bezugsquellen und Qualitätsmerkmale.

Webseiten über die Wechseljahre

www.wechseljahre-klimakterium.de
Wechseljahre freudig erleben, mit Schwerpunkt auf Naturheilkunde

www.wechseljahre.gesund.org
Das Klimakterium-Portal. Informationen über Lebensphase, Behandlung und Phytohormone ...

www.oestrogen-dominanz.de
Die wahre Ursache für PMS und Wechseljahrsbeschwerden. Mit Buch

Webseiten über andere Gesundheitsthemen

www.homoeopathie-liste.de
Über 250 Arzneimittelbilder, Konstitutionstherapie, Potenzen.

www.heilkraeuter.de
Heilkräuter-Lexikon, Kräuterwanderungen und vieles mehr.

www.lexikon-der-aromatherapie.de
Lexikon über Aromatherapie, ätherische Öle, Wirkungsweise, Anwendungen.

www.naturkosmetik-selbstgemacht.de
Rezepturen, Foto-Anleitungen, Zutaten, Kräuteröle.

www.akupressurpunkte-liste.de
Gesundheits-Beschwerden mit den Händen behandeln.

www.bachblueten-liste.de
Bachblüten für die Seele - mit Infos und Selbsttest.

www.heilsteine-liste.de
Feinstoffliche Heilkunde mit Edelsteinen

www.heilen-mit-wasser.de
Wasser als Heilmittel gegen zahlreiche Beschwerden.

www.euvival.de
Webseiten-Verzeichnis der Autorin Eva Marbach.

Stichwortverzeichnis